Pflegekompakt

Die Autoren:

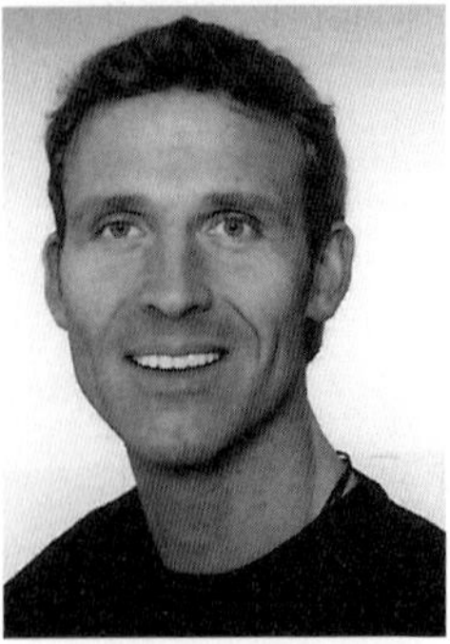

Friedhelm Henke, Jahrgang 1967, aus Anröchte-Berge, ist examinierter Krankenpfleger, Lehrer für Pflegeberufe, Dozent in Aus-, Fort- und Weiterbildung und Fachautor.
E-Mail: Friedhelm.Henke@gmx.de
Internet: www.Menschenpflege.de

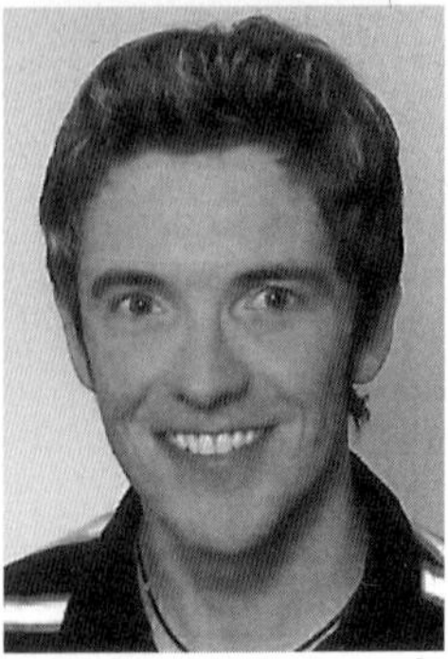

Christian Horstmann, Jahrgang 1977, aus Geseke, ist examinierter Krankenpfleger, Diplom-Berufspädagoge, Dozent in Aus-, Fort- und Weiterbildung und Zeichner.
E-Mail: Chri.Horstmann@web.de

Friedhelm Henke
Christian Horstmann

Pflegekniffe von A – Z

Pflegefehler erfolgreich vermeiden

Verlag W. Kohlhammer

Gesamtherstellung:
W. Kohlhammer Druckerei GmbH + Co. KG, Stuttgart
Printed in Germany

ISBN 978-3-17-020048-7

Inhalt

Einleitung

Pflegewissen in der Praxis kompakt parat zu haben, ist bei der Fülle an Informationen nicht immer ganz so einfach. Expertenstandards, Pflegemodelle sowie zahlreiche andere Leit-/Richtlinien und Arbeitshilfen erschweren die Übersichtlichkeit einer ganzheitlichen Pflege. Über Pflegesituationen gibt es bislang noch zu wenig eindeutige und gesicherte Studien. Professionell Pflegende wissen, dass sich Pflege nicht hundertprozentig standardisieren und vereinheitlichen lässt, sondern im Rahmen des Pflegeprozesses stets angepasst, reflektiert, evaluiert und individualisiert werden muss. Die Kunst (oder das Kniffel), korrekt zu pflegen, liegt demnach in der fachlich richtigen Argumentation. Dementsprechend liefert dieses Nachschlagewerk, neben der Orientierung an der ganzheitlichen Pflege, die Pflegeplanung nach dem Pflegeprozess, zahlreiche pflegewissenschaftliche, pflegepraktische sowie rechtliche Aspekte. Unter Berücksichtigung der Lebensaktivitäten gilt es, die jeweils optimalsten **Pflegekniffe** zu verwenden. Kniffelige Aufgaben verlangen Feingefühl, Geduld und Bereitschaft, sich nach allen Perspektiven zu orientieren. Es darf nicht nur beim Überlegen, Planen und Analysen bleiben. Erforderlich ist **eine gut ausgeklügelte und gut begründete Pflegehandlung (ein Pflegekniff)**. Der zu pflegende Mensch möchte schließlich nicht überverwaltet, sondern gut versorgt werden. Dazu soll dieses Nachschlagewerk den Pflegefachkräften gute Pflegekniffe (Argumentationshilfen) bieten.

Übersicht „Lebensaktivitäten":

- Vitale Funktionen aufrechterhalten können
- Sich situativ anpassen können
- Für Sicherheit sorgen können
- Sich bewegen können
- Sich sauberhalten und kleiden können
- Essen und trinken können

- Ausscheiden können
- Sich beschäftigen können
- Kommunizieren können
- Ruhen und schlafen können
- Soziale Bereiche des Lebens sichern können.

In der größten Verbraucherstudie Europas „Reader's Digest European Trusted Brands 2007" weisen 91 % den Pflegenden ihr größtes Vertrauen aus. Befragt wurden 25 000 Menschen in 15 europäischen Ländern u. a. nach den vertrauenswürdigsten Berufsständen (Quelle: http://www.readersdigest.de).
Dagegen enthält der erste Bericht des Medizinischen Dienstes der Spitzenverbände der Krankenkassen (MDS) über die „Qualität in der ambulanten und stationären Pflege" viele **Mängel** bezüglich der Sicherheit von Patienten/Bewohnern in ambulanten und stationären Pflegeeinrichtungen (Brüggemann et al. 2004):

Mängelliste (ambulant)

Pflegeziele	64 %
Prophylaxenplanung	55 %
Pflegeplanung	54 %
Berücksichtigung der Hygienevorgaben	49 %
Dekubitusprophylaxe	49 %
Pflegeanamnese	38 %
Ernährungs-/Flüssigkeitsversorgung	37 %
Situationsgerechtes Handeln (z. B. nach Sturz)	34 %
Fachliche Qualifikation der Mitarbeiter	32 %
Dokumentation von Veränderungen	32 %
Maßnahmedokumentation	22 %
Aufbewahrung der Wohnungsschlüssel	16 %
Pflegezustand der Patienten	9 %

Mängelliste (stationär)

Pflegeziele	55 %
Pflegeplanung	49 %
Prophylaxenplanung	46 %
Dekubitusprophylaxe	43 %
Ernährungs-/Flüssigkeitsversorgung	41 %
Bauliche Ausstattung	36 %
Berücksichtigung der Hygienevorgaben	34 %
Personalqualifikation	31 %
Situationsgerechtes Handeln (z. B. nach Sturz)	28 %
Pflegeanamnese	28 %
Nachvollziehbare Delegation ärztlicher Tätigkeiten	23 %
Nachvollziehbarkeit der Bedarfsmedikation	22 %
Dokumentation von Veränderungen	22 %
Maßnahmendokumentation	21 %
Personalbesetzung	19 %
Pflegezustand der Bewohner	17 %
Richten der Medikamente	17 %
Personalbesetzung in der Nacht	16 %
Freiheitsentziehende Maßnahmen	9 %

Ein Fehler wird als Abweichung vom Optimum oder gemäß der DIN EN ISO als „nonconformity" (Nichterfüllung einer Anordnung) verstanden. Nach Kohn et al. (1999) können Fehler in verschiedene Arten klassifiziert werden:

- Diagnostische Fehler,
- Behandlungsfehler,
- Fehler bei der Prävention,
- sonstige Fehler.

Der Begriff **Pflegefehler** ist nicht geklärt und wird sehr unterschiedlich (multiple) verwendet. Allein ein solches Begriffswirrwarr kann bereits als „Sonstiger Fehler" (struktureller Organisationsfehler der Metaebene) betrachtet werden, denn die oben beschriebene fehlende Einheitlichkeit macht Fehlererkennungssysteme unmöglich. Dennoch soll und muss derjenige, der einen Fehler macht, dazu stehen. Schließlich kann es nach Einreichen einer Klage durch die geschädigte Person zu Rechtsverfahren kommen. Diese hat Beweise für eine widerrechtliche Behandlung bzw. für einen **Pflegefehler** zu erbringen. In der Regel besteht jedoch die Beweislastumkehr. D. h., die Pflegeeinrichtung muss beweisen, dass sie den zu Pflegenden sicher und gut versorgt hat. Die Beweislastumkehr gilt z. B. bei lückenhafter oder fehlender Dokumentation, bei fehlender oder unvollständiger Aufklärung des Pflegebedürftigen sowie bei groben Behandlungsfehlern. Weiterhin verfolgt werden können die Haftung der Einrichtung (nicht der Pflegekraft) aus dem Behandlungs-/Versorgungsvertrag sowie die Haftung aus Delikt (Persönliche Haftung des Verursachers/Vorsatz und Fahrlässigkeit).

Die Weltgesundheitsorganisation (WHO) startete im Frühjahr 2007 die Aktion „Neun Regeln zur Patientensicherheit", um Millionenschäden durch Fehler in der Gesundheitsversorgung entgegen zu wirken, erklärte WHO Generaldirektorin Dr. Margaret Chan. Die Neun Regeln favorisieren klare und prägnante Handlungsanweisungen. Dementsprechend lauten die Neun Regeln zur **Patientensicherheit** in der Gesundheitsvorsorgung:

1. Ähnlich aussehende bzw. ähnlich klingende Medikamentenbezeichnungen
2. Patientenidentifikation
3. Kommunikation an Schnittstellen
4. Seitenverwechslung
5. Konzentration von Injektions- und Infusionslösungen
6. Sichere Folgemedikation bei Patientenüberleitung
7. Katheter- bzw. Sonden-Diskonnektion
8. Mehrfachverwendung von Einmalmaterial
9. Händehygiene zur Vermeidung von nosokomialen Infektionen

(Quelle: www.aktionsbuendnis-patientensicherheit.de)

Der Bericht des Medizinischen Dienstes der Spitzenverbände und die Regeln der Weltgesundheitsorganisation geben grobe Hinweise auf Pflegesituationen, die nicht optimal stattfinden. Ohne professionell Pflegende zu kritisieren oder gar eine systematische Fehlererfassung zu installieren, sollen im Folgenden anwendbare Pflegekniffe sowie vermeidbare Pflegefehler von A-Z aufgelistet werden.
Die professionelle Pflege verheimlicht Fehler nicht, sondern lernt aus ihnen (Fehler als **Chance** zur Verbesserung) und berücksichtigt in der täglichen Praxis Pflegekniffe sorgfältig, um Gefahren von Tücken und Fallen in der Pflege zu minimieren. Die vorliegende Zusammenstellung kann das Lernen und den konstruktiven Umgang mit nachvollziehbarer Kritik fördern. Ein Lernender in der Pflege, der immer nur gelobt wird, zieht am Ende der Ausbildung das Resümee, er hätte nichts gelernt. Positives Feedback bestärkt zwar, bringt aber nicht wirklich weiter. Negative Rückmeldungen können verletzend, nachvollziehbar oder auch nicht nachvollziehbar sein. Konstruktiv betrachtet tragen sie natürlich erheblich mehr zum Lernprozess bei. Neben handwerklichen und pflegetechnischen Fehlern, wie falschen Lagerungen sowie ungenügender Desinfektion, kann in der Pflege auch mit bloßen Worten viel angerichtet werden. Wird in alltäglicher Routine z. B. über den Flur gerufen: „Schwester Maria, hast du schon die Bettgitter bei Frau Meier hochgestellt?" gelangt es manchmal erst im Rückblick in unser Bewusstsein, was die (zwangsweisen) Zuhörer wie beispielsweise Mitbewohner oder Angehörige, die sich in der näheren Umgebung aufhalten und alles mitbekommen und interpretieren könnten. Ein Gitter kann ein Kinderbett, einen Tiergarten und/oder gar ein Gefängnis assoziieren.
Dieses Nachschlagwerk soll ausdrücklich nicht als „Nestbeschmutzung" der Berufsgruppe dienen, sondern zum selbstkritischen und reflektierten Arbeiten anregen. Insbesondere aus dem letzten Schritt des Pflegeprozesses, der Pflegeevaluation, ergibt sich diese professionelle Haltung. Anders wäre der Vorbildfunktion von Pflegefachkräften keineswegs genüge getan. So kann es beispielsweise vorkommen, dass Pflegende im Altenheim über die schlechte Pflege im Krankenhaus klagen und ebenso kritisieren auch Pflegende im Krankenhaus die Arbeit der Altenpflegeeinrichtung. Pflegefachkräfte sind aber nicht primär für die juristi-

sche Auseinandersetzung von **Pflegefehlern** und Missständen anderer Leistungserbringer zuständig, sondern natürlich zunächst für die professionelle pflegerische Versorgung der Menschen. Diese Zeit darf nicht mit „tätigkeitsfremden Klageliedern" und „Wandersagen" (aus schlechter Routine heraus formulierte „Das war schon immer so"-Regeln) vertan werden! Ansonsten versickern wertvolle Arbeitszeiten und fundierte pflegewissenschaftliche sowie pflegepraxisbezogene Erkenntnisse. Wir Pflegenden würden uns damit selbst eine schwer zu erklimmende Hürde vor der im Pflegeleitbild betonten Menschenwürde aufbauen.

Dieses Buch greift punktuell häufig vorkommende Pflegefehler und damit verbundene Pflegekniffe (begründete Pflegetipps) aus der Pflegeliteratur auf.

Absaugen von Sekret

- **Beim Öffnen der Verpackung des Absaugkatheters bzw. beim Konnektieren (Verbinden) des Katheters mit dem Absaugschlauch des Gerätes ist steril zu arbeiten (vor allem beim endotrachealen Absaugen).**
- **Ein Grundsatz beim Absaugen lautet: „Einführen des Katheters in die Atemwege ohne Sog".**
- **Das endotracheale (in der Luftröhre) Absaugen erfolgt mit sterilem Einmalkatheter max. 15 Sekunden.**
- **Das endotracheale Absaugen sollte grundsätzlich vom Arzt durchgeführt werden. Der Arzt kann es jedoch delegieren, wenn er sich von der Fähigkeit der durchführenden Person überzeugt hat.**

- Bei unsauberen Absaugschläuchen sowie nicht korrekt angebrachten Schläuchen ist die Hygiene nicht gewährt.*
- Falsch eingestellter Absaugdruck (Hinweise des Geräteherstellers) kann den Pflegebedürftigen gefährden. Der Patient kann Schleimhautverletzungen erleiden, ohne dass es die Pflegeperson merkt.
- Bei der Materialbereitstellung wird häufig ein Wasserbehälter zum Durchspülen des Gerätes vergessen.

---

§ Das Absauggerät darf nicht ohne technische Überprüfung und Einweisung in die korrekte Handhabung (Medizinproduktegesetz) verwendet werden.

Es hat eine Beurteilung des abgesaugten Sekrets nach Menge, Geruch, Farbe und Konsistenz zu erfolgen.

✍

---

* Empfehlungen zur Prävention der nosokomialen Pneumonie. Kommission für Krankenhaushygiene und Infektionsprävention am Robert Koch-Institut, Berlin.

Aktivierende Pflege

- **Der Pflegebedürftige darf nicht über- oder unterfordert werden, sondern soll so viel Hilfe wie nötig, aber so wenig Hilfe wie möglich erhalten.**
- **Einzelne Handlungsschritte müssen konsequent mitgeteilt werden, so dass die Anleitung individuell und situationsgerecht erfolgt und den zu Pflegenden nicht irritiert, sondern dessen Ressourcen effektiv nutzt.**
- **Zur Aktivierenden Pflege ist es wichtig, den Pflegebedürftigen umfassend über Grund, Art, Durchführung und Wirkung der Pflegemaßnahmen aufzuklären und ihn zur Selbstpflege zu motivieren.**

- Ressourcen des Pflegebedürftigen dürfen nie außer Acht gelassen werden, auch wenn der Zeitaufwand für die Pflege durch die Pflegefachkraft anfänglich geringer ist als für die Aktivierung zur Selbstpflege.
- Die Selbstbestimmung darf nicht vergessen werden (z. B. bei der Auswahl der Pflegeprodukte und der Kleidung).
- Wird der Pflegebedürftige nicht über die Maßnahmen informiert, lässt er sich nur unzureichend aktivieren.
- Es liegt kein Pflegeleitbild zugrunde, bzw. das zugrunde liegende Pflegeleitbild findet sich praktisch nicht wieder.

Dorothea Orem definiert Selbstpflege als Selbstpflegefähigkeit. Demnach kommt es zum Selbstpflegedefizit, sobald die Selbstpflegefähigkeit kleiner wird als der Selbstpflegebedarf.

---

§ Begrifflichkeiten wie „Beaufsichtigen" und „Anleiten", die in der Pflegeplanung nicht aufgeführt werden, können bei der Pflegebegutachtung nicht berücksichtigt werden.

An- und Auskleiden

- **Erforderliche Anziehhilfen wie Strumpfanzieher und Knöpfhilfen müssen vorhanden sein und (ggf. erst unter Anleitung/Beaufsichtigung) eingesetzt werden.**
- **Die Kleidung muss der Witterung entsprechen und sauber sein. Keine gelösten Knöpfe, gerissenen Nähte oder funktionsunfähigen Reißverschlüsse.**
- **Notwendige Handgriffe beim An- und Auskleiden werden nicht unterstützt (z. B. das Öffnen und Schließen von Verschlüssen, das Krawattenbinden).**

- Fehlt bei der Kleiderauswahl die beratende Funktion der Pflegefachkraft, werden besonders demenziell Erkrankte immer abhängiger und demotivierter.
- Kann die/der Pflegebedürftige nicht selbst entscheiden, was sie/er tragen möchte, verliert sie/er das Interesse daran, sich schick und wetterentsprechend zu kleiden.
- Unbequeme, enge und schwer zu öffnende Bekleidung, zu wenig Reiß- und Klettverschlüsse, zu kleine Knöpfe sowie zu enge Shirts und Jeans erschweren die Pflege.

Bei Halbseitenlähmung wird der betroffene Arm zuerst angekleidet. Dabei kommt die Pflegekraft dem Kranken von außen durch den Ärmel entgegen. Ihre Hand fasst durch den Ärmel und bewegt bzw. unterstützt den Arm des Patienten. So sollen nach dem Bobath-Konzept®, im Sinne dieser so genannten assoziierten Reaktionen, Bewegungen faszilitiert (angebahnt und eingeleitet) werden.

☞ Bobath-Konzept®, Ganzkörperwaschung

✍

Anamnese

- **Informationen ergeben sich z. B. aus Beobachtungen und Gesprächen möglichst mit dem zu Pflegenden (direkt) sowie mit den Angehörigen (indirekte Quelle).**
- **Informationen sollten möglichst objektiv sein. Objektive Daten umfassen Informationen, die beobachtbar und messbar sind, z. B. Gewicht, Größe, Vitalwerte, Beschaffenheit der Haut, Quantität der Flüssigkeits- und Nahrungsaufnahme, Ausscheidungsmenge und Ausmaß der Funktionsstörung.**
- **Subjektive Daten sagen etwas über das Empfinden des Pflegebedürftigen aus (z. B. Müdigkeit, Schmerzen, Kraft, Angst, Sorgen bezüglich der Zukunft, Erwartungen und Vorstellungen).**
- **Eine angemessene Gliederung der Anamnese ist die Unterteilung in Lebensaktivitäten** **(siehe S. 9 f.).**

- Dem Pflegebedürftigen werden suggestive Fragen gestellt, so dass er leider kaum eine Möglichkeit hat, offen und unbeeinflusst zu antworten.
- Indirekte Daten (Informationen von Dritten, von Angehörigen sowie aus Unterlagen) können fehlinterpretiert werden (erhöhtes Risiko von Umdeutungen und Missverständnissen).
- Eigene Empfindungen und Meinungen (subjektiv) haben in der Pflegeanamnese grundsätzlich nichts zu suchen, oder sind deutlich kenntlich zu machen (z. B. mit dem Hinweis: „Meiner Meinung nach" oder „Ich finde, der Pflegebedürftige ..."

Die psychobiografische Anamnese nach Professor Erwin Böhm versucht, den Menschen mittels Hinterfragen der individuellen Prägung zu verstehen. Es wird davon ausgegangen, dass wir im Alter Prägungsphänomene unserer ersten 25–30 Lebensjahre reaktivieren. So lassen sich (nach Böhm) individuelle Erreichbarkeitsstufen entdecken, die einen guten Zugang ermöglichen. Eine gute Beziehungsaufnahme zum Menschen ist unerlässlich für das individuelle und ganzheitliche Pflegeverständnis.

A

§ § 203 Abs. 3 StGB regelt die Schweigepflicht für alle Ärzte, Sozialarbeiter, Rechtsanwälte und für Pflegefachkräfte. Auf Antrag wird bestraft, wer unbefugt ein fremdes Geheimnis offenbart, das ihm in der Berufsausübung anvertraut wurde oder bekannt geworden ist. Als Folge bei Missachtung dieses Paragraphen ist mit Geld- und Freiheitsstrafe von bis zu einem Jahr zu rechnen.

§ Die Richtlinien der Spitzenverbände der Pflegekassen zur Begutachtung von Pflegebedürftigkeit nach dem XI. Buch des Sozialgesetzbuches (BRI 2001 sowie der Ergänzung vom 11.05.2006) berücksichtigen die Lebensaktivitäten (siehe Einleitung S. 9 f.).

↻ Die Anamnese wird auch Informationssammlung genannt und umfasst die Beziehungsaufnahme, die Beobachtung und die Befragung des Pflegebedürftigen.

↻ Zur Anamnese (1. Schritt des Pflegeprozesses) kann auch das Pflegeassessment gezählt werden (z. B. die Bradenskala).

☞ Gesprächsführung, Kultursensible Pflege, Pflegevisite

✍

Angehörigenarbeit

Nicht nur der erkrankte Mensch bedarf der Hilfe von Pflegenden, sondern auch seine Angehörigen. Darum soll bewusst ein guter Kontakt zu den Angehörigen aufgebaut und gehalten werden.

Angehörigenabende, Einladungen zu Festen, Sprechzeiten für die Angehörigen (am besten am Abend).

Zu häufiger Wechsel des Pflegepersonals oder unterschiedliche Aussagen von Pflegenden irritieren die Angehörigen. Es ist davon auszugehen, dass sie sich sorgen, für ihre Nahestehenden würde zu wenig getan.

Ein konfliktbelastetes Verhältnis zwischen dem Pflegebedürftigen und seinen Angehörigen wird in der Regel mit in die Pflegeeinrichtung genommen. Das heißt, es kann vorkommen, dass Kinder ihre Eltern ignorieren, weil sie sich in früheren Zeiten selbst allein gelassen fühlten. Die Pflegenden müssen einem solchen Konflikt vollkommen vorurteilsfrei begegnen.

Nur wenige Pflegeeinrichtungen verfügen über ein schriftlich fixiertes Konzept zur Angehörigenarbeit. Im Rahmen der Pflegequalitätssicherung sowie vieler Pflegemodelle wird das richtigerweise mehr gefordert.

Die Angehörigen sind eine wertvolle Ressource. Pflegende Angehörige übernehmen z. B. das Essen reichen. Aber auch delegierende Angehörige tragen häufig wesentlich zur Motivation, zur Isolationsprophylaxe und zur Stärkung des Selbstwertgefühls des Kranken bei.

☞ Betreuungsrecht, Biografiearbeit

✍

👍 **Sprachfehler des Pflegebedürftigen dürfen nicht aus Peinlichkeit übersehen werden. Es soll ehrlich mitgeteilt werden, was verstanden wurde. Zum Antworten des Nachgefragten dem Kranken genug Zeit lassen.**

👍 **Kurze, einfache Sätze verwenden, nicht zu schnell bzw. zu langsam sprechen; deutlichen Blickkontakt zu dem Aphasiker halten.**

👍 **Sätze mehrmals langsam wiederholen, Hilfsmittel (Tafel, Notizzettel) einsetzen.**

👎 Erwachsene lassen sich ungern als Kinder behandeln, z. B. wenn über sie gesprochen oder eine dritte Person gefragt wird und für sie antwortet.

👎 Broca-Aphasiker (gestörte Sprechbewegung) werden zu schnell unterbrochen, obwohl sie längere Pausen sowie mehr Zeit für das Sprechen benötigen.

👎 Wernicke-Aphasiker (gestörtes Sprachverständnis) werden aus Freundlichkeit nicht unterbrochen und lernen entsprechend schlecht, ihren ausgeprägten Redeschwall unter Kontrolle zu bekommen.

🎓 Nach Luise Lutz (Spezialistin für Aphasietherapie, klinische Linguistin) sind Intelligenz, Denken oder Bewusstsein bei einer Aphasie nicht gestört. Eine Aphasie ist eine durch Hirnverletzung hervorgerufene Sprachstörung, die sich gut therapieren lässt.

↻ Wichtig sind eine gute Kooperation mit dem Logopäden sowie eine ausführliche Dokumentation.

☞ Gesprächsführung, Kommunikation

✍

Aromatherapie

- **Richtig dosiert haben ätherische Öle in der Regel wenige Nebenwirkungen.**
- **Ätherische Öle werden in Form von Ganz- und Teilbädern, als Kompressen und Wickel, zum Inhalieren oder als Massageöl und in Duftlampen eingesetzt.**
- **Gerüche beeinflussen unser Leben. Stärker als jeder andere Sinn weckt der Geruch Assoziationen und Emotionen. Geruchserinnerungen bleiben das ganze Leben lang erhalten.**

- Sehr stark konzentrierte Aromaöle führen auf der empfindlichen Haut zu Verätzungen.
- Gefahr eines anaphylaktischen Schocks: Bei bekannter Neigung zu allergischen Reaktionen auf ätherische Öle sollte im Zweifelsfall sicherheitshalber völlig auf den Gebrauch von Aromaölen verzichtet werden.
- Achtung: Teebaumöl kann einen hohen Gehalt an Giftstoffen (leberschädigende Terpene) aufweisen.

Ätherische Öle lassen sich nicht ohne weiteres vergleichen, weil ihre chemische Zusammensetzung stets großen Schwankungen unterliegt. Darum mangelt es in der Aromatherapie an wissenschaftlichen Daten.

---

§ Die orale Anwendung ätherischer Öle sollte nur durch Ärzte, Heilpraktiker oder spezielle Aromatherapeuten erfolgen, die das jeweilige ätherische Öl in allen therapierelevanten und toxikologischen Aspekten kennen.

☞ Ganzkörperwaschung, Basale Stimulation®

✍

- **Durch das Andicken von Getränken kann der Pflegebedürftige sein Schlucken besser kontrollieren.**
- **Industriell gefertigte Instant- oder Fertigprodukte mit speziellen diätetischen Dickungsmitteln setzen die gebundene Flüssigkeit im Darm wieder frei. Das gilt nicht für normale Dickungsmittel aus der Küche.**
- **Der Einsatz von speziellen diätetischen Lebensmitteln ist sinnvoll. Neben der an den Bedarf von Gesunden oder Kranken angepassten Konsistenz beinhalten sie Eiweiß, Vitamine und Mineralstoffe.**
- **Ein Schlucktraining ist als Stimulation des Schluckreflexes (mit einem Löffelstiel am unteren Drittel des vorderen Gaumenbogens tippen) oder durch eine Faszilitation (anbahnende Bewegung) von Kiefer, Mundwinkel, Gesichtsmuskeln und Zunge möglich.**

- Gefahr von Dysphagie (Schluckstörungen): Faserreiche Gemüsesorten und Fleisch lassen sich beim Kauen schwer zur homogenen, schluckfähigen Masse formen.
- Fehlende Pflegekontrolle beim Schlucken von Flüssigkeiten.
- Gelangen Nahrungsbestandteile über den Kehlkopf in die Luftröhre und in die Bronchien, wirken sie dort wie Fremdkörper und führen zu schwer therapierbaren Aspirationspneumonien.

Das potentielle Pflegeproblem „Schluckstörung" kann bei Schlaganfall, als Spätkomplikation bei demenziellen Erkrankungen, bei Erkrankungen der Hirnnerven, bei Muskelerkrankungen und bei Bewusstlosigkeit vorliegen.

☞ Pneumonieprophylaxe

✍

Augenpflege

👍 **Zur Spülung werden ein Gefäß mit lauwarmem Wasser oder physiologischer Kochsalzlösung (NaCl 0,9 %), mehrere nichtfasernde sterile Tupfer sowie Einmalhandschuhe verwendet. Als Spüllösung eignen sich auch Augentrost- oder Fencheltee.**

👍 **Das geschlossene Auge wird stets von außen nach innen (in Richtung des Tränenflusses) entlang der Lidränder vorsichtig mit einem feuchten Tupfer gereinigt und mit einem trockenen Tupfer getrocknet.**

👍 **Für jedes Auge wird ein neuer (sauberer) Tupfer verwendet. Besonders geeignet sind Pflaumentupfer.**

👎 Gefahr der Kontaktallergie: Kamillentee ist zur Augenpflege ungeeignet, weil kleinste Partikel des Kamillenauszugs eine Kontaktallergie auslösen können.

👎 Gefahr von Schmerzen und Kontaminationen: Bei geöffneten Augen darf der Augapfel nicht berührt werden. Einmal verwendete Materialien (z. B. Kompressen oder spezielle Augenverbände) dürfen aus hygienischen Gründen nicht wieder verwendet werden.

👎 Gefahr der Austrocknung: Bei Verbänden müssen Augenkompressen gut (mit NaCl 0,9 %) durchnässt sein und stündlich erneuert werden. Trockene Kompressen würden Feuchtigkeit aus dem Auge heraussaugen.

---

§ Augenverbände müssen ärztlich angeordnet sein. Sie erhöhen die Infektionsgefahr und bedürfen engmaschiger Kontrollen und Verbandwechsel.

☞ Augentropfen/-salbe

✍

Finden Sie die Pflegefehler in diesem Suchbild:

Abb. 1 Augenpflege

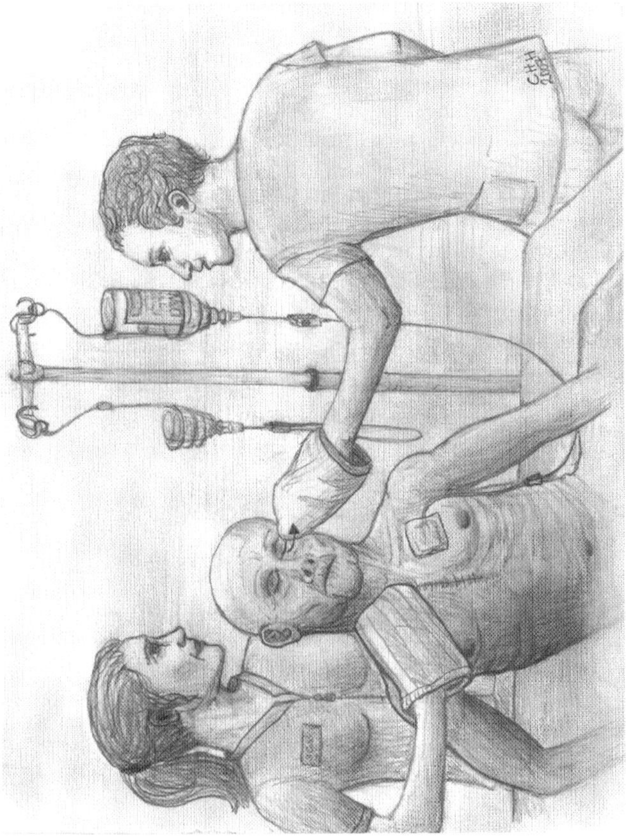

Augentropfen/-salbe

- **Die Augentropfen/-salben werden möglichst nah an das Auge herangebracht. Zur Vorbeugung von Infektionen, Reizungen und Verletzungen des Auges darf der Konus das Auge nicht berühren.**
- **Der Pflegebedürftige soll den Augapfel möglichst nicht bewegen, sondern auf eine Stelle nach oben schauen und den Lidschlag unterdrücken.**
- **Die ärztlich verordnete Dosis wird in den Bindehautsack des Auges (nicht auf die äußerst berührungsempfindliche Hornhaut!) eingetröpfelt bzw. als ein etwa 0,5 cm langer Salbenstrang eingebracht. Der Pflegebedürftige schließt das Auge und entfernt ausfließende Salbe bzw. Flüssigkeit mit einem Tupfer.**

- Kontaminationsgefahr, Gefahr von Schmerzen: Trotz der berechtigten Angst vor einer Kontamination des Flaschenkonus mit dem Auge darf die Applikation von Tropfen wegen des schmerzempfindlichen Augapfels nicht zu weit von oben aus ins Auge getröpfelt werden.
- Verfärbungsgefahr: Kontaktlinsen werden vor der Verabreichung von Augentropfen/-salben entfernt und erst nach 30 Minuten wieder eingesetzt.

---

§ Medikamentengabe (auch Augentropfen/-salben) darf nach § 71 SGB XI und § 6 Abs. 2 der Heimpersonalverordnung sowie als vom Arzt delegierte medizinische Behandlungspflege nur eine geeignete Pflegekraft (mit dreijähriger Ausbildung) übernehmen.

↻ Insbesondere bei Anordnung mehrerer verschiedener Augentropfen (z. B. für das rechte oder linke Auge) ist eine peinlich exakte Führung eines Tropfenplans nötig.

✍

Baden und Duschen

B

- **Ein Duschhocker (oder Toilettenstuhl) wird vorher mit warmem Wasser angewärmt.**
- **Die Temperatur des Bade-/Duschwassers wird am eigenen Unterarm oder per Badethermometer geprüft.**
- **Wegen der glatten Bodenfläche in Dusch- und Badewanne werden Antirutschmatten eingesetzt, die nach dem Baden oder Duschen zu desinfizieren sind.**
- **Der Transport in die Badewanne erfolgt ggf. von zwei Pflegekräften (oder mittels Badewannen-Lifter).**
- **Beim Baden kommt es zur Verminderung der Körperschwere. Warme Hand-, Arm-, Fuß- und Beinbäder lockern die Muskulatur und können Spastiken und Gelenksteifigkeit reduzieren.**

- Gefahr des Kreislaufkollaps: Klagt der Pflegebedürftige über Schwindelgefühl und Schweißausbrüche, ist das Baden oder Duschen sofort zu beenden (Arztinfo).
- Sturzgefahr: Die Dusche sollte ebenerdig sein. Hohe Duschtassen stellen eine gefährliche Stolperfalle dar.
- Gefahr von Komplikationen: Bei Hyper-, Hypotonie, Herzerkrankungen, Lymphstau, Lymphödem und Gefäßkrämpfen verschlimmert ein warmes Bad die Symptome.
- Gefahr der Unterkühlung: Während des Duschens darf der Pflegebedürftige nicht auskühlen und ist daher immer wieder mit warmem Wasser abzuduschen.

↻ Alle Beobachtungen (z. B. Puls-, Atem-, Hautveränderung, Schmerzen, Selbstständigkeit) werden dokumentiert.

☞ Sturzprophylaxe, Kontrakturenprophylaxe

✍

Basale Stimulation®

B

Die Pflegeperson nimmt eine respektvolle, spürende Haltung gegenüber den Menschen an.

Menschen, die in ihrer Sinneswahrnehmung beeinträchtigt sind, bietet die Basale Stimulation® einen respektvollen Zugang. Dabei werden die Autonomie und Würde berücksichtigt. Unterschieden wird in:

- **auditiv: Wahrnehmung durch das Gehör**
- **gustatorisch: Wahrnehmung durch den Geschmack**
- **olfaktorisch: Wahrnehmung durch den Geruch**
- **oral: Wahrnehmung im und um den Mundraum**
- **somatisch: Wahrnehmung über die Haut**
- **taktil/haptisch: Wahrnehmung durch den Tastsinn**
- **vestibulär: Wahrnehmung durch Körperbewegungen**
- **vibratorisch: Wahrnehmung durch Schwingungen**
- **visuell: Wahrnehmung durch das Sehen**

Gefahr der Vereinsamung: Deprivation (mangelhafte Bedürfnisbefriedigung) und Reizarmut führen zu psychischem Hospitalismus (Langeweile, stereotypen Bewegungen, sozialem Rückzug und Intelligenzminderung).

Gefahr von Orientierungsstörungen: Immobile Menschen verlieren häufig das Raumempfinden.

Das Konzept Basale Stimulation® wurde von Andreas Fröhlich (Heilpädagoge) in Zusammenarbeit mit Christel Bienstein für alle Bereiche der Pflege entwickelt. Die Basale Stimulation® ist markenrechtlich geschützt und versteht sich ausdrücklich als Konzept, nicht als Technik.

Aromatherapie, Ganzkörperwaschung

Betäubungsmittel

- **Betäubungsmittel (BTM) müssen in krankenhausähnlichen Einrichtungen unter Verschluss gehalten werden (Sicherheitsschrank). Den Schlüssel hat eine examinierte Pflegefachkraft in Gewahrsam.**
- **In einem BTM-Buch werden das Datum, die komplette Rezeptnummer, die Substanzmenge (kontinuierliche Bestandserfassung bei Zu- und Ausgang von BTM) sowie jeweils der Name der behandelten Person lückenlos dokumentiert. Es ist ratsam, für jedes BTM eine eigene Seite im BTM-Buch anzulegen.**
- **Einige niederpotente Opioide (z. B. ASS, Tramadol, Tilidin) fallen nicht unter die Betäubungsmittelverschreibungsverordnung (BtMVV), werden aber aufgrund der Ähnlichkeit mit anderen Opioiden in Pflegeeinrichtungen oft so behandelt.**

- Fehlende Beweislast: Wird z. B. nur eine Ampulle eines BTM verbraucht, wird der verworfene Rest in einer separaten Spalte eingetragen und vom Arzt gegengezeichnet. Ebenso korrekt zu erfassen ist eine zerbrochene Ampulle eines BTM. Der Verlust eines BTM ist durch Zeugen gegenzeichnen zu lassen.
- Formfehler: Betäubungsmittel-Bücher bzw. BTM-Karten dürfen nicht selbst erstellt oder vervielfältigt werden. Sie müssen vom Bundesanzeiger-Verlag bezogen werden.

Gemäß des Expertenstandards „Schmerzmanagement in der Pflege" (www.dnqp.de) orientiert sich die Auswahl des Schmerzmedikaments an der Schmerzintensität (WHO 1996):

Stufe 1: bei leichten bis mittelstarken Schmerzen

Nichtopioide (z. B. ASS, Ibuprofen, Metamizol, Paracetamol), evtl. adjuvante Medikamente (z. B. Antikonvulsiva, Antidepressiva, Corticosteroide)

Stufe 2: bei mittelstarken bis starken Schmerzen

schwach wirksame Opioide (z. B. Tramadol, Codein) und Nichtopioide, evtl. adjuvante (unterstützende) Arzneien.

B

Stufe 3: bei starken und stärksten Schmerzen
stark wirksame Opioide (= Betäubungsmittel wie z. B. Morphium) und Nichtopioide, evtl. adjuvante Analgetika
Stufe 4: wenn die Schmerzmedikamente der Stufen 1–3 nicht wirken, werden hier invasive und nicht invasive Verfahren aufgeführt:
invasiv: subkutan, intravenös, peridual, intrathekal (innerhalb der Rückenmarkshäute) etc.
nicht invasiv: Fentanyl transdermal mittels Pflaster, das den Wirkstoff transkutan (durch die Haut) resorbiert und etwa alle drei Tage gewechselt wird.

---

§ Nach dem Betäubungsmittelgesetz (BtMG) und der Betäubungsmittelverschreibungsverordnung (BtMVV) müssen z. B. stark wirksame Opioide als BTM bestellt, verordnet und bei Ausgabe dokumentiert werden (BTM-Buch). Codein und Dihydrocodein sind BtMVV pflichtig, wenn sie Drogenabhängigen verordnet werden. Dabei spielt selbst die Indikation (also auch wenn es sich nicht um eine Substitution handelt) keine Rolle.

↻ Zur Sicherung der Dokumentation sind das BtM-Buch sowie BtM-Karten drei Jahre (ab der letzten Eintragung) aufzubewahren.

☞ Medikamente richten, Schmerzprophylaxe

✍

- **Unter gesetzlicher Betreuung stehende Menschen sind in besonderer Weise zu beobachten und zu betreuen, weil sie darauf angewiesen sind, dass jemand ihren mutmaßlichen Willen gründlich erfasst und unterstützt (individuelle ganzheitliche Pflege).**
- **Die Bestellung eines gesetzlichen Betreuers kann vom Betroffenen ausgehen oder vom zuständigen Vormundschaftsgericht (auf Anregungen von Angehörigen, Nachbarn, Ärzten oder Pflegeeinrichtungen).**
- **Der Betroffene kann sich seinen Betreuer aussuchen. Es kann sich um einen Verwandten, um eine Vertrauensperson oder auch um einen Betreuungsverein (Berufsbetreuer) handeln.**

- Wenn ein Mensch nicht mehr rechtskräftig einwilligen kann, d. h. seine Einwilligung von einem Richter als „rechtswidrig" eingestuft wird, ist das für den Umgang mit diesen Menschen keine Legitimation zum Ausblenden seiner Stimmung und seiner mutmaßlichen Bedürfnisse.
- Jeder Mensch ist mündig! Es ist nur die Frage, wie weit seine Einwilligungen rechtskräftig sind. Insbesondere aus dem Pflegevertrag hat er das Recht darauf, dass ihm zugehört wird. Die Missachtung ist ein großer Fehler.
- Gerade unter gesetzlicher Betreuung Stehende bedürfen der besonderen Zuwendung und Beobachtung. Sie sind enorm auf Pflegekräfte angewiesen. Beispiel: Der unter Betreuung stehende Herr M. möchte heute beide lückenlosen Bettseitenteile hochgestellt bekommen, da er Angst hat, aus dem hohen Pflegebett zu stürzen. Falsch wäre, seinen Wunsch mit der Argumentation „Der steht sowieso unter Betreuung" gar nicht zu ernst zu nehmen.
- Die gesetzliche Betreuung darf nicht mit der psychosozialen Betreuung verwechselt werden, die wesentlich stärker auf die persönliche Begleitung ausgerichtet ist.
- Missachtung der Geschäftsfähigkeit: Die Fähigkeit, rechtlich bindende Willenserklärungen einzugehen, wird trotz Bestellung eines gesetzlichen Betreuers nicht beeinflusst.

B

§ Die gesetzliche Betreuung wird in den §§ 1896 ff BGB geregelt. Ist jemand nicht in der Lage, z. B. in eine Therapie einzuwilligen, benötigt der Arzt einen Betreuer für diese Entscheidung. Bei Einrichtung wird eine Frist zur gerichtlichen Überprüfung der Dauer der Betreuung festgelegt.

§ Das Vormundschaftsgericht regelt den Umfang der gesetzlichen Betreuung und legt u. a. einen so genannten „Aufgabenkreis" für den gesetzlichen Betreuer fest:

- Gesundheitssorge,
- Vermögenssorge,
- Aufenthaltsbestimmung,
- Post-, Ämter- und Behördenangelegenheiten,
- sonstige Angelegenheiten.

↻ Ein einzelner Angehöriger kann als gesetzlicher Betreuer vom Richter bestellt sein. Dies sind niemals alle Angehörigen gleichzeitig. Wenn eine gesetzliche Betreuung eingerichtet wurde, muss dies deutlich aus der Pflegedokumentation hervorgehen.

☞ Angehörigenarbeit, Fixiergurt anlegen (Bauchfixiergurt), Kommunikation, Desorientierungsprophylaxe

---

✍

Bewusstseinskontrolle

B

- **Der Bewusstseinscheck steht in der Ersten Hilfe vor dem Atmungs- und Kreislaufcheck an erster Stelle.**
- **Überprüfung des Wachheitsgrades (Bewusstseinsquantität) eines Menschen, z. B. bezüglich:**
  - **Somnolenz (Schläfrigkeit, Benommenheit),**
  - **Sopor (bewusstlos, kaum Reaktion auf Ansprache),**
  - **Koma (tiefe Bewusstlosigkeit, keine Reaktionen),**
  - **fehlende Erweckbarkeit.**
- **Die Bewusstseinsqualität kann beeinträchtigt sein:**
  - **zeitlich (Unsicherheiten hinsichtlich von Uhrzeit, Stunde, Tag, Woche, Monat, Jahreszeit und Jahr),**
  - **örtlich (gestörte Orientierung bezüglich des Aufenthaltsorts, z. B. im momentanen Raum),**
  - **persönlich (Namen selbst von bislang vertrauten Personen sind nicht präsent),**
  - **situativ (gegenwärtiges Geschehen wird verkannt bzw. nicht erkannt).**

- Falsche Interpretationen: Verfälschte Wahrnehmungen realer Objekte (Illusionen) dürfen nicht als physiologische Bewusstseinsfunktion fehlgedeutet werden.
- Gefahr von Fehldeutung der Bewusstseinslage: Halluzinationen (nicht durch Sinnesreize verursachte Trugwahrnehmungen) dürfen nicht übersehen werden.

Beim Bewusstseins-Assessment (Einschätzung des Bewusstseins) müssen quantitative und qualitative Aspekte erfasst werden. Wichtig ist die Beachtung von Stimmungen, Motivationen und Emotionen.

☞ Depressionen, Desorientierungsprophylaxe, Erste Hilfe

✍

- **Die gesprächsorientierte Biografiearbeit hat viele Vorteile. Sie kann Kommunikation verbessern, das Gedächtnis des Bewohners aktivieren, Einsamkeit bewältigen, das Gemeinschaftsgefühl und den Selbstwert stärken sowie Lebenserfahrungen verarbeiten helfen.**
- **Für das Austangieren der Zuhör- und Nachfragefunktionen ist zwischen Pflegefachkraft und dem zu Pflegenden eine stabile Vertrauensbasis erforderlich.**
- **Gute Methoden sind: Alte Fotos anschauen, Gegenstände betrachten und anfassen, Ausflüge, Musik, Singen, Düfte, Geschmack, Zeichnen, Malen, Lesen, Fernsehen.**

- Die Biografiearbeit ist die Arbeit des zu Pflegenden und nicht etwa der Pflegeperson. Ein Mensch kann höchstens zur Biografie angeleitet werden. Es funktioniert nicht, dass ein Mensch die Lebensgeschichte eines anderen (ohne dessen Diktat) aufschreibt. Die Biografiearbeit ist vielmehr Anleitung zur biografischen Selbstreflexion.
- Penetrantes Nachfragen insbesondere bei persönlichen Inhalten ist ebenso unangebracht wie gleichgültiges Überhören krisenbehafteter Belastungen des Biografen.

Das psychobiografische Pflegemodell nach Prof. Erwin Böhm betrachtet bei Demenz so genannte Interaktions- und Erreichbarkeitsstufen über lebenslanges Lernen von der Erwachsenenstufe, der Entwicklungsstufe der Jugendlichen, der 6–12 Jährigen, 3–6 Jährigen bis zum Kleinkind- und Säuglingsalter (lebensgeschichtlich).

Aktivierende Pflege, Desorientierungsprophylaxe

Blutdruckkontrolle

B

- **Der Blutdruck wird kombiniert mit palpatorischer (Tasten des unterbundenen bzw. wieder auftretenden Pulses) und auskultatorischer Kontrolle (Abhören der Verwirbelungen des durch die Manschette unterbundenen Blutstroms) ermittelt.**
- **Ab etwa 140/90 mm Hg besteht eine arterielle Hypertonie, die ärztlich abgeklärt werden muss.**
- **Eine Hypotonie (RR ca. < 100/60 mm Hg) kann anlage- oder konstitutionsbedingt sein. Immobile und exsikkierte Menschen neigen zu hypotonem Blutdruck.**
- **Die Differenz zwischen dem systolischen (oberen) und dem diastolischen (unteren) Blutdruckwert ist die Blutdruckamplitude (Normalwert 40 mm Hg). Bei Kreislaufversagen kann sie verändert sein.**

- Die Blutdruckmanschette darf nicht über den bekleideten Arm gelegt werden. Die Messung soll nicht beim stehenden, sondern beim liegenden oder sitzenden Patienten am ruhenden Arm (immer am selben Arm, bzw. bei Erstmessung beidseits) erfolgen.
- Wenn die Manschette falsch herum angebracht wird, werden „Schwimmflügel" aufgepumpt. Bei falschem Anlegen kann beim Aufpumpen einiger Manschetten die Haut des Oberarms schmerzhaft einklemmen.
- Bewegungen des zu Pflegenden sowie zu viel körperlicher (nicht während bzw. direkt nach Mobilisation messen) und geistig-seelischer Stress unmittelbar vor der Kontrolle, Nebengeräusche, nicht geeichte Messgeräte, abgeknickte Schläuche sowie ein offenes Ventil können zu Fehlwerten führen.

Internationale Blutdruck-Norm: 110–120/60–90 mm Hg

✍

Finden Sie die Pflegefehler in diesem Suchbild:

B

Abb. 2 Blutdruckkontrolle

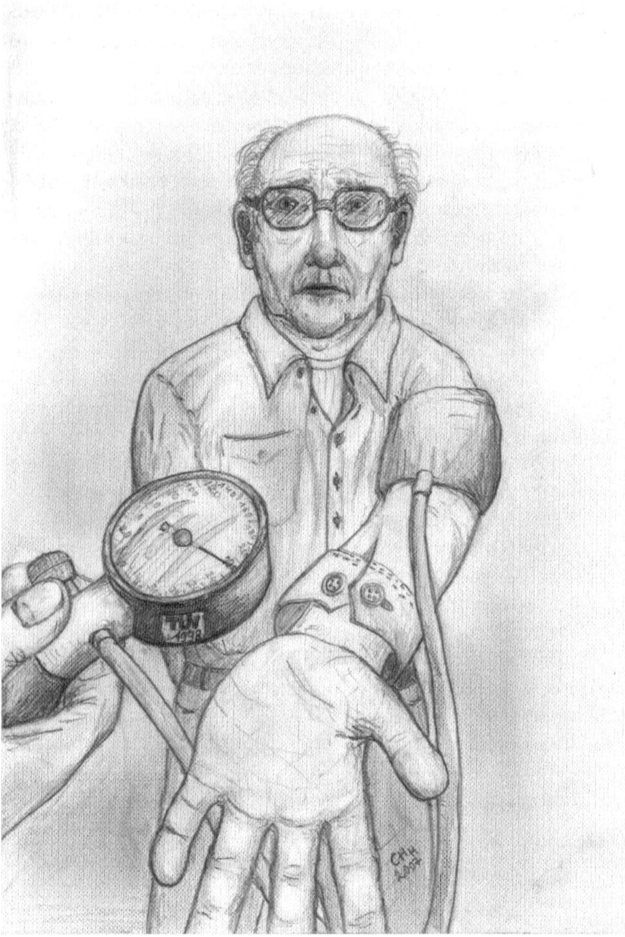

Blutzuckerkontrolle

B

- **Diabetiker sollen den Blutzuckertest möglichst selbst durchführen. Information, Beratung und Schulung sowie die ärztlich angeordnete Dokumentation (z. B. Blutzuckertagesprofil) übernimmt die Pflegefachkraft.**
- **Bei häufigen Blutzuckerkontrollen Entnahmestellen wechseln, z. B. seitlich an verschiedenen Fingerbeeren oder an den Ohrläppchen.**
- **Blutstropfen möglichst aus der Einstichstelle heraus fließen und betroffenen Arm herabhängen lassen. Blutfluss nur mit vorsichtigem Druck unterstützen.**

- Trägt die Pflegefachkraft bei einer Blutzuckermessung keine Einmalhandschuhe, vernachlässigt sie den Fremd- und Eigenschutz. Die Einstichstelle soll desinfiziert werden (alternativ werden in der ambulanten Pflege bei Entnahmen aus dem Finger die Hände gründlich gewaschen). Die Einstichlanzette oder der Aufsatz der Stechhilfe ist grundsätzlich Einmalmaterial und wird sicher abgeworfen (Kanülenabwurfbehälter).
- Verfälschte Werte: Der erste Blutstropfen wird mit einem Tupfer abgewischt, weil Alkohol des Desinfektionsmittels den Wert (Normal: 80–100 mg/dl Blut) verfälschen kann.
- Wird der Blutstropfen aus der Einstichstelle gequetscht, verfälscht sich das Ergebnis aufgrund der unphysiologischen Zunahme der Gewebsflüssigkeit im Testblut.

---

§ Die BGR 250/TRBA (Technische Regeln für Biologische Arbeitsstoffe) bestimmen die Hygieneanforderungen.

☞ Händedesinfektion, Individualhygiene, Injektionen

✍

- **Wichtig ist die Betrachtung der individuellen Kooperation des Schlaganfallpatienten, der das Konzept nach dem Aufenthalt in einer Reha (Anschlussheilbehandlung) verinnerlicht und favorisiert haben muss.**
- **Zur Wahrnehmungsförderung (Körpergefühl) kann von der weniger betroffenen Seite in Richtung der stärker betroffenen Seite gewaschen werden.**
- **Bewegungen werden dem Patienten, z. B. beim Waschen und Kleiden, nicht abgenommen, sondern faszilitiert (angebahnt/eingeleitet). Pflegefachkraft und Schlaganfallpatient fassen z. B. zusammen in den Waschhandschuh, und die Pflegekraft faszilitiert nur, wenn der Patient mangels Koordinationsgeschick in der Bewegung verharrt.**

- Da das Krankheitsbild „Schlaganfall" den ganzen Körper beeinträchtigt, wird nicht von „gesunder" und „kranker", sondern richtigerweise von der „weniger betroffenen" und „stärker betroffenen" Körperseite gesprochen.
- Unreflektierte Umsetzung demotiviert den zu Pflegenden: Raumgestaltung und Betgriff (bilaterale Armführung).
- Dekubitusgefahr am Trochanter major: Die „90-Grad-Bobath-Lagerung" darf nur maximal 30 Minuten erfolgen.

Spastizität auslösende einseitige Bewegungen der weniger betroffenen Seite (assoziierte Reaktionen) sind individuell verschieden. Sie sind gut zu beobachten, zu dokumentieren und zu evaluieren.

☞ Aktivierende Pflege, Basale Stimulation®

✍

Burn-Out

B

Emotionale, körperliche und geistige Erschöpfung zeigt sich oft durch Reizbarkeit, depressive Stimmung, Kopfschmerzen, Magen-Darm-Probleme, Konzentrationsmangel und Schlafstörungen. Diese stellen je nach Ausprägung warnende Burn-Out-Symptome dar, die wiederholt in verschiedenen Phasen ablaufen können:

- ***Idealismus* (begeisterte Aufopferung),**
- ***Stagnation* (wenig Anerkennung, Unzufriedenheit, kaum Freude und wenige Herausforderungen),**
- ***Frust* (sozialer und emotionaler Rückzug, erhöhte Suchtgefährdung, Verunsicherung),**
- ***Apathie* (Resignation, Gleichgültigkeit, Isolation, Depression, Ausleben angestauter Aggressionen).**

Die Höhen und Tiefen der persönlichen Lebensqualität und Leistungsfähigkeit sollten regelmäßig (z. B. wöchentlich) mit einem Selbstpflegeprotokoll kontrolliert werden, um im Pflegeberuf den gesunden Ausgleich von Körper, Seele und Geist zu finden (Hobbies, Freizeit, soziale Kontakte) sowie vielen negativen Stressoren besser begegnen zu können.

Anderen immer etwas Gutes tun zu wollen, aber sich selbst nichts zu gönnen, ist nicht eigenverantwortlich.

Keine Pause zu machen und keine Kraft vor anstehenden Aufgaben zu schöpfen, ist verantwortungslos sich selbst und dem zu Pflegenden gegenüber.

Abhängige und hilflose Menschen dürfen nicht die einzige Befriedigung des eigenen Selbstwerts sein. Zu wenig Anerkennung des Engagements in der Pflege führt sonst rasch zur Enttäuschung (Burn-Out/Ausgebranntsein).

Dehydratationsprophylaxe

D

Bei der Beobachtung des Wasserhaushalts sind die Vitalzeichen (Puls, Blutdruck, Atmung, Körpertemperatur und Bewusstsein) sowie Stuhl- und Urinausscheidung, das Körpergewicht, starkes Schwitzen, langanhaltendes Erbrechen, Hautinspektion und Flüssigkeitsbilanzierung relevant.

Wird ein Trinkgefäß nur maximal zu zwei Dritteln mit dem Getränk gefüllt, trinkt der zu Pflegende besser.

Es sollen abwechslungsreiche Getränke (z. B. Schorlen), geeignete Trinkbecher (ausprobieren lassen) sowie feste Trinkzeiten angeboten werden.

Erhöhte Raum- und Körpertemperatur sowie verstärktes Schwitzen, gesteigerte Atemfrequenz und Atemtiefe als unmerklich vermehrte Wasserabgabe/-ausfuhr (Perspiratio insensibilis) dürfen nicht unbemerkt bleiben.

Eine (subkutane) Infusion darf nie die pflegerische Hilfestellung beim Trinken und das regelmäßige Anbieten von Getränken ersetzen, sondern gilt als „Ultima Ratio" (letztes Mittel der Wahl), wenn alle anderen prophylaktischen Maßnahmen nicht greifen.

Bei herz- und nierenkranken Menschen ordnet der Arzt häufig eine maximale Trinkmenge an, die nicht überschritten werden darf.

Zur Einschätzung wird eine Risikoskala ausgefüllt (z. B. bei Diabetes mellitus, Verbrennung, Fieber, Diarrhoe), um die Gefahr transparent machen zu können (Assessment).

☞ Aspirations-, Obstipationsprophylaxe

✍

- **Druckreduzierende Hilfsmittel (z. B. Weichlagerungskissen und -matratzen) müssen lt. Expertenstandard bekannt und sofort verfügbar sein (Spezialbetten wie Luftkissenbetten binnen 24 Stunden).**
- **Die Pflegemaßnahmen sollen auf dem aktuellen Stand und dem Team komplett bekannt sein, damit die Prophylaxe einheitlich durchgeführt wird.**
- **Zur Unterstützung der Prophylaxe sind auch der zu Pflegende selbst sowie dessen Angehörige zu beraten und zu informieren. Umfassendes Wissen fördert die erforderliche Kooperation.**

- Eis und Föhnen verschlechtert anschließend die physiologische Durchblutung. Es kann zu Verbrennungs- und Kälteschäden sowie zur Keimausbreitung kommen.
- Hyperämisierende (durchblutungsfördernde) Salben reizen die Haut sehr stark, können Allergien auslösen und die Haut entfetten (alkoholische Anteile), so dass sich Rhagaden (feinste Einrisse) bilden können.
- Fettsalben und Melkfett sind zur Dekubitusprophylaxe nicht geeignet, weil Fett die Hautporen verstopfen kann und so den natürlichen Wärmeausgleich der Haut stört.
- Natürliche und synthetische Felle neigen zur Verklumpung und sind laut Expertenstandard „Dekubitusprophylaxe" nicht geeignet. Dieser macht keine Aussagen dazu im Rahmen der Dekubitustherapie. Darum nutzen erfahrene Pflegefachkräfte nicht verklumpte (mit milden Waschsubstanzen gereinigte) Felle zur Behandlung (z. B. bei einer Hautrötung im ersten Dekubitusstadium). Beispiele: Fersen- und Ellbogenschoner.

Der Expertenstandard „Dekubitusprophylaxe" (DNQP) hat die Verhinderung eines Dekubitus zum Ziel. Es wurde berücksichtigt, dass dies nicht bei allen Personen erreicht werden kann (z. B. können in der Terminalphase andere Prioritäten anstehen). Der Expertenstandard kann bei Rechtstreitigkeiten als Argumentationshilfe von beiden Parteien (klagende sowie angeklagte Partei) herangezogen werden. Die Verbindlichkeit kann angesichts der Individualität von Pflege zum Teil umstritten sein.

Der MDS (Medizinische Dienst der Spitzenverbände der Krankenkassen) sieht die Verwendung der Braden-Skala vor. Selbst die modifizierte Norton-Skala wird dagegen als zu undifferenziert bewertet und nicht empfohlen.

Für den zu Pflegenden ist das aktuelle individuelle Dekubitusrisiko (z. B. Braden-Skala) erfasst worden.

Außerdem wird mit einem individuellen Bewegungs- sowie Lagerungsplan gearbeitet, den der zu Pflegende im Idealfall selbst ausfüllt, wobei die Pflegefachkraft die Pflegeevaluation übernimmt.

---

§ OLG Oldenburg am 14.10.1999: „Die Entwicklung des Dekubitus muss dokumentiert und eine entsprechende Dekubitusprophylaxe vorgenommen werden (eine etwa zwei-, zumindest aber dreistündliche Umlagerung). Wenn das Pflegepersonal den Dekubitus zu spät erkannt hat, greifen für die Frage der Kausalität zwischen Pflegefehler und der Entwicklung des Dekubitus die Regeln über Beweiserleichterungen ein, die generell im Fall von grob behandlungsfehlerhaftem Verhalten anzuwenden sind."

☞ Kinästhetik, Lagerungen, Mikrobewegungen, Teamarbeit

✍

Depression

D

Das Erkennen einer Depression ist besonders wichtig. Z. B. kann eine Depression eine „Pseudodemenz" imitieren und ist von einer Demenz durch intakte Alltagskompetenzen zu unterscheiden. Sie äußert sich in Traurigkeit und fehlendem Antrieb.

Die Umgestaltung des Milieus (Beschäftigungsangebote, soziale Kontakte gegen Vereinsamung und Tagesstrukturierung) kann Depressionen lindern.

Offenheit und Ehrlichkeit stehen im Mittelpunkt der Bezugspflege zu einem depressiven Menschen.

Eine pharmakogene Depression beruht auf Nebenwirkungen von Medikamenten als Auslöser. In dem Fall sollte der Arzt eine Alternative für die Medikation suchen. Medikamente können Depressionen auslösen/verstärken:

- *Analgetika* (Ibuprofen, Indomethanzin, Opiate),
- *Antibiotika* (Penicillin, Sulfonamide, Gyrasehemmer),
- *Herzmedikamente* (ACE-Hemmer, Betablocker),
- *Neuroleptika* (Truxal®, Dipiperon®, Neurocil®, Haldol®),
- *Neurologika* (L-Dopa, Carbamazepin, Phenytoin),
- *Sedativa* (Barbiturate, Clomethiazol),
- *Steroide* (Kortikosteroide).

Eine Depression lässt sich zwar gut behandeln, wird aber oft übersehen, weil depressive Menschen als misstrauische und gereizte Persönlichkeit eingestuft werden.

Depressionsskalen helfen bei der Pflegeanamnese, das Krankheitsbild differenziert und objektiv zu erfassen.

Bewusstseinskontrolle, Desorientierungsprophylaxe

Desorientierungsprophylaxe

D

Die Pflegefachkraft gibt erforderliche zeitliche, örtliche, personelle und situative Orientierungs- und tagesstrukturierende Hilfen, nimmt Ängste ernst und hört dem zu Pflegenden aufmerksam zu.

Aktivierende Pflege soll das Selbstwertgefühl des Verwirrten stärken. Dabei sind Validation (Wertschätzung) sowie das Selbstbestimmungsrecht zu beachten (z. B. bei der Auswahl des Essens).

Bei Orientierungsfehlern darf der zu Pflegende nicht bloßgestellt werden, seine Fehler sind zu tolerieren.

Fehlender Blickkontakt bei der Kommunikation mit dem Kranken schafft weder Vertrauen noch Orientierung, sondern führt rasch zu Resignation und Depression.

Realitätsorientiertes Training (wie Namenschilder, lesbare Uhren und große Kalender) hat Grenzen, wenn dem Kranken fremde Wirklichkeiten aufgezwungen werden.

Die Tagesstrukturierung darf den Kranken nicht überfordern. Neues Personal sowie neue Situationen sind ihr/ihm langsam und deutlich vorzustellen.

Der Mini-Mental-Status-Test (MMST) dient zur Einschätzung der Verwirrtheit. Er untersucht Orientierung, Merkfähigkeit, Aufmerksamkeit, Konzentration, Erinnerungsfähigkeit und Sprachverständnis (kognitive Funktionen) des zu Pflegenden. Das Ergebnis erfordert weitere neuropsychologische Untersuchungen durch den Arzt.

Betreuungsrecht, Bewusstseinskontrolle, Depressionen, Gesprächsführung, Realitätsorientierung, Validation

---

Dokumentation

D

- **Aus Gründen der Beweislastumkehr muss eine Pflegeeinrichtung (vgl. § 80 Abs. 2 SGB XI) den Pflegeprozess dokumentieren.**
- **Die Dokumentation geschieht fortlaufend als schriftlicher Bericht über die Durchführung, den Verlauf und die Wirkung (Evaluation) der Pflege sowie über das wechselnde Befinden des zu Pflegenden und stützt sich auf Beobachtungen.**
- **Standardisierte Pflegemaßnahmen brauchen nicht noch einmal dokumentiert zu werden. Hier wird mit Verweisen auf den Standard gearbeitet.**
- **Die Dokumentation hat unmittelbar nach dem Ereignis oder, juristisch ausgedrückt, „ohne schuldhaftes Zögern" stattzufinden.**
- **Telefonische und mündliche ärztliche Anordnungen werden mit Abkürzungen wie „t. A." oder „m. A." kenntlich gemacht. Noch professioneller ist die Abkürzung „v. u. g." (vorgelesen und genehmigt).**

- Alles, was nicht dokumentiert wurde, gilt als nicht durchgeführt und ist schwer bzw. gar nicht zu finanzieren.
- Die gesamten Dokumentationen (Befunde, Diagnosen, Therapien und Berichte) sind ein so genanntes „fremdes Geheimnis". Das Offenbaren ist als unbefugt anzusehen, wenn die einfache Weitergabe des Wissens an eine andere unbefugte Person erfolgt, die nicht zum Kreis der zum Wissen Berufenen angehört (vgl. § 203 StGB).
- In der gesamten Dokumentation darf kein Korrekturmittel (Löscher, Deckfarbe) verwendet werden. Es darf nicht radiert und nichts überklebt werden. Fehler sind sauber durchzustreichen, so dass noch lesbar ist, was darunter gestanden hat. Nachträgliche Eintragungen und Korrekturen gelten als Dokumentenfälschung.
- Eintragungen, die verspätet vorgenommen werden, sind problematisch, weil die Gefahr wächst, dass Werte vergessen oder fingiert (erfunden) werden.

D

Aktuelle Bestrebungen zur Entbürokratisierung wollen der Pflege mehr Zeit für den stets im Mittelpunkt stehenden Menschen geben und Pflegekostentransparenz schaffen.

§ OLG Koblenz am 21.03.2002: „[...] Dem Träger eines Altenheims obliegt eine Verkehrssicherungspflicht. Diese ist beschränkt auf das Erforderliche und das für den Heimbewohner und das Pflegepersonal Zumutbare [...]".

§ Nach dem GH Urteil Az: III ZR 399/04 vom 28.04.2004 müssen das Erforderliche und das Zumutbare für die Heimbewohner und das Personal der Maßstab sein.

Die Pflegeplanung nach dem Pflegeprozess unterstützt den qualitativen Umgang mit der Dokumentationspflicht und der Sicherheitsverpflichtung. Sie dient als Beweismittel der geleisteten ganzheitlichen Pflege und umfasst die folgenden Schritte:

1. Informationssammlung,
2. Ressourcen und Pflegeprobleme,
3. Pflegeziele,
4. Pflegemaßnahmen,
5. Durchführung,
6. Beurteilung.

Diese Schritte sind miteinander verbunden, verlaufen spiralförmig und sind individuell (auf den einzelnen Menschen bezogen) zu betrachten.

Enterostomapflege

- **Bei der Enterostomapflege werden unsterile Handschuhe getragen. Die alte Versorgung wird damit von oben nach unten (mit Gegendruck) abgezogen.**
- **Zur Reinigung wird die sensible peristomale Haut von außen nach innen mit ph-neutraler Seife und Vlieskompressen gewaschen sowie gründlich getrocknet.**
- **Die Öffnung der Stomaplatte soll im Durchmesser maximal 1 mm größer sein als das Stoma, weil es sonst zur Undichtigkeit und Stomakomplikationen (Mazeration, Hautinfektionen und Allergien) kommen kann. Das Anbringen der Platte erfolgt von unten nach oben. Eine zu enge Öffnung kann die Stomadurchblutung einschränken.**

- Stomapaste sollte nur bei zweiteiligen Systemen zur besseren Fixierung der Basisplatte verwendet werden. Da einteilige Systeme meist täglich gewechselt werden, kann die Paste nicht antrocknen. Beim Lösen der nicht angetrockneten Paste (benötigt 24 Stunden) zieht diese Fäden. Deren Beseitigung reizt die Stoma-Umgebung.
- Alkoholische Produkte und Benzin schädigen den schützenden Säure- und Fettmantel der Haut.
- Hautveränderungen wie Rötungen, Verfärbungen, Mazerationen und Trockenheit sowie Blutungen, oberflächliche Läsionen, Retraktionen (Einziehung des Stomas) und Prolaps (Vorfall des Stomas) dürfen nicht übersehen werden, sind zu dokumentieren, dem Arzt mitzuteilen und weiter zu beobachten.
- Beim Andrücken der Platte wird besonders bei frischer Stomaanlage nicht zu fest im Stomabereich, sondern vorsichtig von unten gegen den Rastring gedrückt.

✍

Entlassung, Pflegeüberleitung

E

- **Überleitungspflege sichert die Kontinuität der Pflege nach dem Wechsel der Pflegeeinrichtung. Es sind alle relevante Informationen (Anamnese) und genügend Materialien (z. B. für ein Wochenende) mitzugeben.**
- **Es werden Gepäcklisten erstellt und mitgegeben (z. B. über ausreichende Hilfsmittel, Kleidung, Dokumente und Medikamente) sowie bei demenziell Erkrankten und Bewusstlosen auch deren Personalien.**

Ein bei der Entlassung mitgegebener Pflegebrief darf nicht die Informationssammlung in der nachfolgenden Pflegeeinrichtung ersetzen. Sie dient dort als Überleitungshilfe, die exakt zu erfassen und zu aktualisieren ist.

Der Expertenstandard „Entlassungsmangement in der Pflege" sieht vor, dass jeder Patient mit Pflege- und Unterstützungsbedarf nach Krankenhausaufenthalt ein individuelles Entlassungsmanagement zur Sicherung seiner kontinuierlichen, bedarfsgerechten Versorgung erhält.

---

§ § 6 der Bundespflegesatzverordnung bestimmt den Grundsatz der Beitragsstabilität der Krankenversicherung. Eine der Maßnahmen dazu betrifft die verkürzte stationäre Verweildauer. Um einer Minderung der Versorgungsqualität vorzubeugen, ist ein konsequent durchgeführtes Entlassungsmanagement notwendig.

Ein Pflegebrief (kreis- oder stadtintern standardisiert) entspricht in seiner Form der Pflegeanamnese.

☞ Anamnese, Medikamente richten

✍

- **Ist der Betroffene bei Bewusstsein, wird er flach auf den Boden gelegt und der Kopf gestützt. Ist er bewusstlos, wird er in die stabile Seitenlage gebracht.**
- **Zur Herzdruckmassage muss der Betroffene flach auf einer harten Unterlage (z. B. Fußboden) liegen. Die Kleidung über dem Thorax wird entfernt.**
- **Den richtigen Druckpunkt zur Reanimation stellt die untere Hälfte des Brustbeins (Sternum) dar.***
- **Das Verhältnis von Herzdruckmassage zur Beatmung beträgt für Ein-/Zwei-Helfer, Laien und Fachpersonal 30 : 2 (18 sec : 2 sec = 4 Zyklen/60 sec). Es erfolgen 30 Kompressionen (Druckfrequenz: 100/min) des Brustkorbs (ohne Initialbeatmung) und danach zwei Atemstöße (insgesamt zwei Sekunden) mit einem Beatmungsvolumen von je ca. 700–1000 ml durch Mund-zu-Mund- oder Mund-zu-Nase-Beatmung.***

- Nach neuesten Richtlinien ist eine Initialbeatmung falsch. Es wird sofort mit Herzmassagen begonnen. Die Atemspende beginnt nach den ersten 30 Herzmassagen.*
- Eine gleichzeitige Kontrolle an der rechten und linken Halsarterie kann die Blutzufuhr zum Gehirn unterbinden.

---

§ Nicht nur bei Unglücksfällen, sondern auch bei Krankheit ist fehlende Hilfe laut § 323 Strafgesetzbuch eine „Tötung wegen unterlassener Hilfeleistung" (Pflegefachkräfte haben Garantenstellung, d. h. eine besondere Pflicht).

☞ Bewusstseins-, Pulskontrolle, Nahtod-Erfahrungen (NTE)

✍

---

* Vereinfachte internationale Reanimationsrichtlinie (seit 2007)

Essen und Trinken reichen

E

- **Die Speise soll abwechslungsreich und besonders appetitlich angerichtet sein. Bei pürierter Kost kann z. B. ein Teil unzerkleinert bleiben, als Verzierung dienen und evtl. unter Aufsicht gekaut werden.**
- **Fingerfood (mit den Fingern zu essende Nahrung) kann für demenziell Erkrankte geeignet sein.**
- **Die individuellen Wünsche des zu Pflegenden haben Vorrang, solange keine Diäten dagegen sprechen.**

- Schnabelbecher sind bei neurologischen Störungen (z. B. Schlaganfallpatienten) aufgrund des Beißreflexes nicht zu empfehlen. Besser ist die Verwendung eines Strohhalms.
- Der zu Pflegende darf niemals zum Essen gezwungen werden. Es ist wichtig, ihm Zeit zu lassen. Soweit erlaubt, wird die Mahlzeit gemeinsam mit dem zu Pflegenden eingenommen, weil das gemeinsame Mahl ein kultureller Usus ist und zum sozialen Wohlbefinden beiträgt.
- Die Pflegefachkraft sollte beim Anreichen von Speisen und Getränken nicht frontal vor dem zu Pflegenden stehen, sondern auf gleicher Höhe neben ihm sitzen. Der zu Pflegende kann sich sonst bedrängt fühlen.

Mit einem nutritiven Assessment kann Mangelernährung. vermittelt werden Im Gegensatz zum BMI (s. „Gewichtskontrolle") bietet es eine differenzierte Erfassung gefährdeter oder bereits mangelernährter Personen.

Ein Ess- und Trinkprotokoll kann längerfristig Aufschluss über das Ess- und Trinkverhalten geben.

Aspirationsprophylaxe, Flüssigkeitsbilanzierung

Fiebersenkende Maßnahmen

- **Besonders bei rektaler Messung sind die Beeinträchtigung der Intimsphäre, die Verletzungsgefahr sowie die Gefahr der Keimverschleppung zu beachten.**
- **Menschen mit Fieber sollten Ruhe und Sicherheit vermittelt werden. Das Zimmer sollte abgedunkelt sowie Besuch auf ein Minimum reduziert werden.**
- **In den Fieberphasen ist die enge Vitalzeichenbeobachtung (Puls, Blutdruck, Atmung, Temperatur und Bewusstsein) wichtig:**
  1. **Phase: Fieberanstieg**
  2. **Phase: Fieberhöhe**
  3. **Phase: Fieberabsenkung**
  4. **Phase: Erschöpfungsschlaf.**

F

- Die Wärmezufuhr (z. B. mittels warmer Getränke, Bettdecken und Kleidung) soll nur bis zum Erreichen der Fieberhöhe (in der 2. Fieberphase) unterstützt werden.
- Die Körpertemperatur soll langsam absinken („Lysis"). Eine zu rasche Fiebersenkung, z. B. mittels eines in die Leisten gelegten Eisbeutels, kann zur „Krisis" (Kreislaufbelastung mit Schocksymptomatik) führen. Die Wassertemperatur darf nicht weniger als 30° C betragen.
- Bei fiebersenkenden Wadenwickeln dürfen Fiebernde nicht frösteln und keine kalten Beine und Füße (Durchblutungsstörung) haben, weil sonst die Verdunstungskälte nicht wirken kann. Darum sind warme Wollsocken zu tragen.
- Mit Bettschutz (aus Plastik) oder mehrmals umwickelte (statt locker mit einem Frottiertuch bedeckte) Waden führen zum Hitzestau (Wärmezufuhr).

☞ Körpertemperaturkontrolle

✍

Fixiergurt anlegen (Bauchfixiergurt)

- **Fixiergurte sind stets die „Ultima Ratio". Der Grundsatz lautet: „So viel Bewegungsfreiheit wie möglich bei so wenig Fixierung wie nötig." Es ist stets das Mittel einzusetzen, das die Freiheit am wenigsten einschränkt.**
- **Ein Bauchgurt muss eng anliegen. Zwischen Bauch und Gurt darf maximal eine flache Hand passen.**
- **Der Gurt muss die richtige Größe (entsprechend dem Taillenumfang) haben. Es dürfen sich keine scharfen Gegenstände (z. B. Messer, Scheren, Gläser) und Feuerzeuge oder Streichhölzer in Reichweite des Patienten befinden.**
- **Das Anbringen einer Fixierung erfordert eine verantwortungsvolle Haltung. Der zu Pflegende ist sorgfältig zu informieren. Besonders desorientierte Patienten dürfen die Fixierung nicht als Demütigung, Bloßstellung oder Bedrohung erleben. Eine Fixierung darf einzig der Beruhigung, Entlastung sowie der sichernden Zuwendung und Geborgenheit dienen.**
- **Fixierte Menschen benötigen besondere Zuwendung (Berührung, Blickkontakt), um das Selbstwertgefühl zu stärken und aufrechtzuerhalten. Fixiergurte sollen nicht für jeden sichtbar sein. Sie werden mit einem Tuch, Pullover, Schal oder mit einer Decke kaschiert.**

- Eine fehlende Funktionsüberprüfung des Verschlusssystems (Knopf muss in den Metallsockelkopf einrasten) ermöglicht keine sichere Fixierung.
- Aufgrund von Todesfällen infolge von Strangulationen im Kopf-Hals-Bereich wurde eine Verwendung von Fixierdecken und Bettschürzen vom Bundesinstitut für Arzneimittel und Medizinprodukte (BfArM) untersagt.
- Mögliche Kontraindikationen für einen Bauchgurt sind Bauchatmung (z. B. Dyspnoe bei Asthmatikern), unklares akutes Abdomen (z. B. Abwehrspannung), psychische Belastungen und Assoziationen (Bedrohungsgefühle, Angst), Hautinfektionen im Gebiet des Fixiergurts sowie Druckstellen (z. B. am Rippenbogen und Beckenknochen).

- Zur Fixierung im Stuhl darf kein Bauchfixiergurt mit Scherengitter (für das Bett) verwendet werden. Dazu sind Sitzgurte ohne Scherengitter vorgesehen, die im Sitzen weniger Bewegungsradius (Sturzrisiko) lassen.
- Nicht korrekt befestigte Rückhaltegurte am Bauchfixiergurt sowie offen geteilte Bettgitter bergen ein hohes Strangulationsrisiko (Gefahr des mittigen Herausrutschens) für den zu Pflegenden.
- Das unreflektierte Anbringen von Fixierungen (ohne Bewusstsein der „Ultima Ratio") ist ein grobes Fehlverhalten, weil Fixierungen die Pflegebedürftigkeit durch potentielle Pflegeprobleme extrem erhöhen:
  - Dekubitusgefahr,
  - Kontrakturgefahr,
  - Thrombo-/Emboliegefahr,
  - Pneumoniegefahr,
  - Dehydratationsgefahr,
  - Desorientierungsgefahr,
  - Isolationsgefahr.

Der Expertenstandard „Sturzprophylaxe in der Pflege" (DNQP) richtet sich in einer vagen Aussage gegen den Einsatz freiheitsentziehender Maßnahmen: „[...] ist eine nicht unumstrittene Methode zur Sturzprophylaxe [...]". Fixiergurte werden häufig nicht nur bei Auto- und Fremdaggressionen, sondern auch zur Sturzprophylaxe eingesetzt. Alternativen (wie Hüftprotektoren, Sensoren und Bodenlagerung) können einen Sturz nur abschwächen und mildern, aber letztlich nicht verhindern.

---

§ Hinweise des Bundesinstituts für Arzneimittel und Medizinprodukte (BfArM) zur Verwendung des Bauchfixiergurts:

- angenähte Rückhaltegurte rechts und links befestigen,
- beide durchgehenden Bettseitenteile hochstellen,
- der Gurt darf am Bettgestell nicht verrutschen können,
- nur geschultes Personal darf fixieren.

F

F

§ Mit einer freiheitsentziehenden Maßnahme ist stets der Straftatbestand der Freiheitsberaubung erfüllt (§ 239 StGB). Mögliche Rechtfertigungsgründe dafür können sein:

- Einwilligung des Betroffenen oder seine explizite Vorsorgevollmacht,
- Notwehr/Nothilfe (§ 32 StGB),
- Notstand (§ 34 StGB),
- einschlägige Betreuung mit Einwilligung des Betreuer und Genehmigung des Vormundschaftsgerichts,
- ärztliche Anordnung (max. 24 h, siehe mit Verweise auf das Grundgesetz Art. 104 Abs. 2),
- richterliche Genehmigung,
- beschlossene Unterbringung nach dem Psychischkrankengesetz (PsychKG).

§ OLG Köln am 02.12.1992: „Für die Dauer der Fixierung muss der Patient durch die Pflegenden in besonderer Weise beobachtet und betreut werden. Aus Beweisgründen ist immer ein Fixierprotokoll zu führen.“ Nach dem Urteil sind Fixierungen nur zulässig, wenn sie durch einen Arzt schriftlich angeordnet werden.

↻ Im Rahmen der Qualitätssicherung sowie der Beweislastumkehr ist ein lückenloses Fixierprotokoll mit den Daten des Befestigens und Lösens sowie allen Beobachtungen erforderlich.

☞ Betreuungsrecht, Desorientierung- und Sturzprophylaxe

✍

Finden Sie die Pflegefehler in diesem Suchbild:

Abb. 3 Fixiergurt anlegen

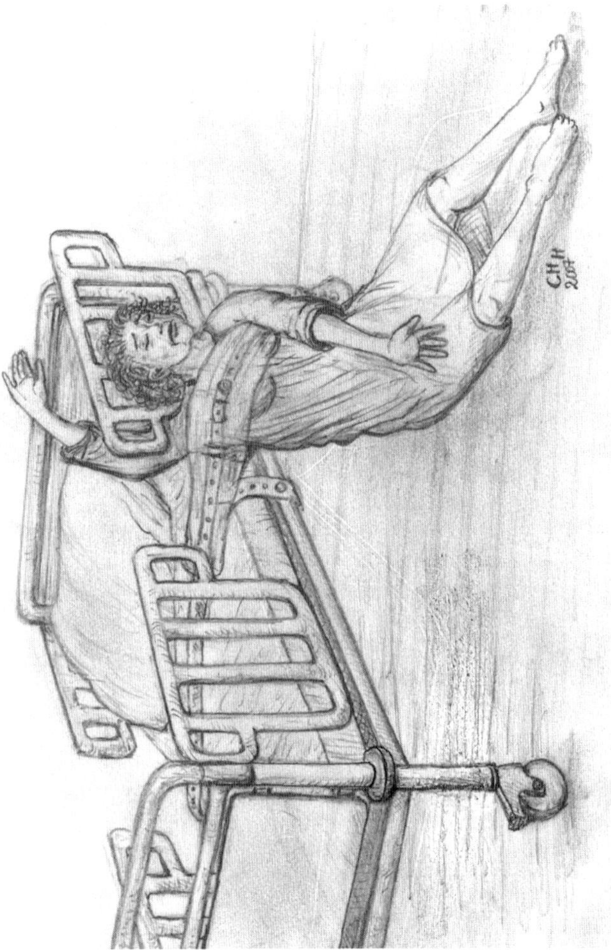

Flüssigkeitsbilanzierung

F

Bei positiver Flüssigkeitsbilanz ist die Einfuhr größer als die Ausfuhr. Dieses Ergebnis wird in der Regel angestrebt. Ausnahmen bilden die Applikation von Diuretika (Entwässerungsmittel) sowie Herz- und Nierenbeeinträchtigungen.

Nicht alle Flüssigkeiten können objektiv (gemessen) und registriert werden. Zur effektiven (tatsächlichen) Gegenüberstellung von Ein- und Ausfuhr müssen auch die nur schätzbaren Flüssigkeitsmengen (z. B. Flüssigkeit in festen Speisen, Oxidationswasser, Schweiß) berücksichtigt werden.

Kaffee und entwässernde Tees regen die Urinproduktion an und können zu einer negativen Bilanz führen, daher dürften diese Flüssigkeiten nicht bilanziert werden. Da Kaffee und Tee aber übliche Getränke sind, werden sie in vielen Pflegeeinrichtungen als Einfuhr berechnet. Wichtig ist bei der Bilanzierung besonders, dass im Pflegeteam eine einheitliche Ein- und Ausfuhrkontrolle erfolgt.

Zur Berechnung des Gesamtflüssigkeitsbedarfs werden für die ersten 10 kg Körpergewicht 100 ml je kg Körpergewicht berechnet, für die zweiten 10 kg Körpergewicht jeweils 50 ml je kg Körpergewicht sowie für jedes weitere kg Körpergewicht 15 ml Flüssigkeit.

Z. B. bei 70 kg Körpergewicht = 100 ml x 10 (1 000 ml) plus 50 ml x 10 (500 ml) plus 50 x 15 ml (750 ml). Das ergibt den Gesamtflüssigkeitsbedarf von 2,25 Litern.

Essen und Trinken reichen, Dehydratationsprophylaxe, Gewichtskontrolle, Teamarbeit

---

Fußpflege

- **Bei peripherer arterieller Verschlusskrankheit (pAVK) sind die Füße außerordentlich dekubitusgefährdet und möglichst vom Betroffenen selbst (mit Hilfe eines Spiegels) auf Blasen, Verletzungen und Entzündungen zu kontrollieren.**
- **Zur Vorbeugung sollen die Füße mit ph-neutraler Seife gewaschen sowie gut getrocknet werden. Täglich wird mit einer fetthaltigen Salbe eingecremt.**
- **Bei Diabetes mellitus erfolgt die Fußpflege wegen des hohen Verletzungs- und Wundinfektionsrisikos durch speziell geschultes Fachpersonal, um Mikroverletzungen am Fuß zu minimieren.**

F

- Bei Gefäßerkrankungen des arteriellen Systems sind Wechselbäder zur Fußpflege ungeeignet, weil sie die Durchblutungsstörung verschlimmern würden.
- Falsches Schuhwerk führt zu Druckstellen, die v. a. bei Diabetikern schlecht oder nicht abheilen, so dass sich die Druckstelle ausdehnt und verkompliziert.
- Infolge eingeschränkter Schmerzwahrnehmung aufgrund einer Polyneuropathie bei Diabetes können Druckstellen am Fuß nicht rechtzeitig wahrgenommen werden.

Die Weltgesundheitsorganisation (WHO) definiert den „Diabetischen Fuß" als „Infektion, Ulceration und/oder Zerstörung tiefer Gewebe am Fuß, verbunden mit neuropathischen Störungen sowie peripheren arteriellen Durchblutungsstörungen (pAVK) unterschiedlichen Grades am Unterschenkel".

Dekubitus-, Intertrigoprophylaxe, Nagelpflege

Ganzkörperwaschung

- **Zur Beruhigung werden warmes Wasser und weiche Lappen verwendet; zur Belebung dienen kühles Waschwasser (mind. 30° C) und raue Waschlappen. Es wird in großen Zügen (kein Tupfen) gewaschen und getrocknet (eine Hand am Körper des Patienten belassen). Hand- und Fußbäder genießen viele Patienten sehr.**
- **Vor der Intimpflege werden das Waschwasser, Handtuch und Waschlappen (oder Einmallappen) gewechselt und ggf. die Waschschüssel desinfiziert.**
- **Während der Intimpflege sind unsterile Handschuhe zu tragen. Die Händedesinfektion erfolgt vor und nach dem Ausziehen der Handschuhe.**

- Zur Intimpflege sollen Wasser oder milde Pflegeprodukte verwendet werden. Der Wasserwechsel verhindert neben der Keimverschleppung auch, dass zu kalt gewaschen wird (körperwarm = 37° C). Vitalisierende Zusätze (z. B. Menthol, Zitrone) reizen die Genitalschleimhäute.
- Salben und Öl sind reines Fett und führen zu einem undurchlässigen Hautfilm, der die Schweißverdunstung bremst und zur Mazeration (Aufweichung) führen kann.
- Die Pflegefachkraft soll keine übertriebene Distanz zeigen (z. B. nicht ständig Schutzhandschuhe tragen).

Bei Schlaganfallpatienten sollten die Waschtouren zur Wahrnehmungsförderung (Körpergefühl) möglichst an der weniger betroffenen Körperseite beginnen und an der stärker betroffenen Seite enden (Bienstein/Fröhlich 2003).

☞ Augenpflege, Bobath-Konzept®, Hygienische Händedesinfektion, Intertrigoprophylaxe, Intimsphäre wahren

---

✍

Gesprächsführung

Für ein verständliches Gespräch sind erforderlich:
- **Einfachheit (unkompliziert),**
- **Klare Struktur (Übersicht, Zusammenhang),**
- **Kürze und Prägnanz (nicht weitschweifig),**
- **Zusätzliche Stimulanz (Anregung).**

Ich-Botschaften beschreiben Situationen deutlicher und verständlicher. Sie können eigene und unangenehme Gefühle (z. B. Angst) ausdrücken, Veränderungen äußern sowie Grenzen setzen, ohne den Gesprächspartner zu verletzen.

G

Störend sind Ironie, Egoismus, Unterbrechung, Befehle, Pauschalierung, Bloßstellung, Zynismus und Ausfragen.

Aktives Zuhören besteht (nach Thomas Gordon, 1918–2002) nicht nur aus Wahrnehmung und Weitergabe von Informationen, sondern auch aus Gefühlsreaktionen.

Grundlegend für die Gesprächsführung sind die fünf Grundsätze nach Paul Watzlawick (1921–2007):

a) Man kann nicht nicht kommunizieren.
b) Jede Kommunikation hat einen Inhalts- und einen Beziehungsaspekt, der den Inhalt bestimmt.
c) Jede Kommunikation ist zugleich Reaktion und Reiz auf die Kommunikation eines anderen.
d) Kommunikation enthält digitale (eindeutige) und analoge (mehrdeutige) Sprache.
e) Kommunikation ist symmetrisch (auf gleicher Ebene) oder komplementär (auf ungleicher Ebene infolge verschiedener Rollen und Hierarchie).

☞ Desorientierungsprophylaxe, Kommunikation, Teamarbeit

✍

Gewichtskontrolle

Zur Verlaufskontrolle bei Essstörungen und entwässernden Therapien sollte einmal wöchentlich eine Gewichtskontrolle durchgeführt und dokumentiert werden. Geeignet dazu sind Steh- oder Sitzwaagen.

Gewichtsverlust deutet auf eine schon länger bestehende Mangelernährung hin, der umgehend entgegen zu wirken ist.

G

Zu häufiges Wiegen ist besonders bei über- und untergewichtigen Personen nicht ratsam, weil sie Frustrationsgefühle erhöhen können.

Zur korrekten Gewichtskontrolle ist das Gewicht der Bekleidung und der Schuhe zu berücksichtigen. Vor dem Wiegen soll der zu Pflegende die Harnblase entleeren.

Mit dem Körpermaßindex oder Body-Mass-Index (BMI) lässt sich der Ernährungszustand berechnen. Dazu wird das Körpergewicht (in Kilogramm) durch das Quadrat der Körpergröße (in Metern) dividiert.

- Mangelernährung = BMI < 18,5
  (ab 65. Lebensjahr: < 20)
- Normalwert = BMI 18,6–25
  (ab 65. Lebensjahre: 24–29)
- Übergewicht = BMI 25,1–30
- Adipositas = BMI > 30
- Der Energiebedarf des Körpers beträgt bei 30-Jährigen ca. 2 500 Kilokalorien (kcal) und bei über 65-Jährigen Personen etwa 2 000 Kilokalorien pro Tag.

Essen und Trinken reichen, Flüssigkeitsbilanzierung

Haar- und Bartpflege

Das Kämmen und Bürsten erfolgt entsprechend der individuellen Frisur. Das Rasieren geschieht nach Wunsch (als Trocken- oder Nassrasur). Trocken wird gegen den Haarwuchs rasiert. Für jeden zu Pflegenden wird ein eigener Rasierer verwendet. Der Scherkopf wird mit einem Pinsel gesäubert.

Beim Kürzen der Barthaare mittels Schere, Rasierer oder Langhaarschneider hält ein Kamm den Haarabstand und schützt vor zu kurzem Abschneiden.

H

Das Legen von Frisuren (Dauerwelle) und das Haareschneiden werden nicht als Haarpflege bewertet, sondern müssen separat aufgeführt (dokumentiert) werden.

Bei hohem Fieber sowie bei Kopf- und Halswirbelverletzungen ist die Haarwäsche kontraindiziert.

Die Einstufung der Pflegebedürftigkeit orientiert sich an der tatsächlichen Hilfeleistung sowie an Zeitkorridoren.
Der Zeitkorridor für das Kämmen beträgt z. B. 1 bis 3 Minuten und für das Rasieren 5 bis 10 Minuten.

Die geleistete Hilfe ist auch für Teilpflegen wie Kämmen und Rasieren exakt zu dokumentieren. Z. B. sind dabei diese Formulierungshilfen individuell zu differenzieren:

- Frisieren/Kämmen/Anleitung bzw. Beaufsichtigung,
- Frisieren/Kämmen/Übernahme oder Unterstützung,
- Rasieren/Anleitung bzw. Beaufsichtigung,
- Rasieren/Übernahme oder Unterstützung.

☞ Dokumentation, Pflegemaßnahmen formulieren

✍

Händedesinfektion

- Je nach Produkt werden etwa 3 ml (eine hohle Hand voll) Händedesinfektionsmittel ca. 30 Sekunden nach der Sechs-Schritte-Methode eingerieben:
  1. Schritt: Handfläche auf Handfläche sowie beide Handgelenke einreiben.
  2. Schritt: Rechte Handfläche über linkem Handrücken und linke Handfläche über rechtem Handrücken einreiben.
  3. Schritt: Handfläche auf Handfläche mit verschränkten, gespreizten Fingern einreiben.
  4. Schritt: Außenseite der Finger (jeweils rechts und links) auf gegenüberliegender Handfläche einreiben.
  5. Schritt: Kreisendes Reiben des linken Daumens in der geschlossenen rechten Handfläche und umgekehrt (mit der linken Handfläche den rechten Daumen) einreiben.
  6. Schritt: Kreisendes Reiben hin und her mit geschlossenen Fingerkuppen der rechten Hand in der linken Handfläche und umgekehrt (linke Hand/rechte Handfläche) einreiben; oder alle Fingernägel einzeln desinfizieren.
- Die Hände müssen während der gesamten Einwirkzeit feucht bleiben und eingerieben werden. Im Bedarfsfall ist erneut Desinfektionsmittel zu entnehmen.

  Die Hygienische Händedesinfektion ist erforderlich:
  - vor Tätigkeiten, die aseptisches Arbeiten erfordern (z. B. Bereitstellung von Infusionen, Zubereitung von Medikamenten),
  - vor invasiven Maßnahmen, auch wenn Handschuhe, ob steril oder unsteril, getragen werden (z. B. Blutzuckerkontrollen, subkutaner Injektion)
  - vor Kontakt mit Menschen, die im besonderen Maße infektionsgefährdet sind (z. B. immunsupprimierte Patienten),
  - vor und nach Kontakt mit Körperbereichen, die vor Kontamination geschützt werden (z. B. Wunden bei Verband-

wechsel, Manipulationen an Venen-/Blasenkathetern, Tracheostoma, Infusionsbesteck),

- **nach Kontakt mit Blut, Exkreten (Schweiß, Harn, Kot) oder Sekreten (z. B. Drainageflüssigkeit) auch, wenn Handschuhe getragen wurden,**
- **nach Kontakt mit infizierten oder kolonisierten Menschen, von denen Infektionen ausgehen können oder die mit Erregern von besonderer Bedeutung besiedelt sind z. B. Methicillin-resistenter Staphylococcus aureus (MRSA),**
- **nach Kontakt mit potenziell kontaminierten Gegenständen, Flüssigkeiten oder Flächen (Urinsammelsysteme, Absauggeräte, Schmutzwäsche, Trachealkanülen, Drainagen u. a.) und nach Ablegen von Handschuhen bei tatsächlichem oder möglichem Erregerkontakt.**

(gemäß: Infektionsprävention in Heimen. Empfehlung der Kommission für Krankenhaushygiene und Infektionsprävention beim Robert Koch-Institut (RKI) Kap. 5.1)

👎 Anstelle der korrekten Einreibetechnik wird das Händedesinfektionsmittel nur kurz auf den Handinnenflächen verrieben und der Rest an Einmalhandtüchern oder gar an der Dienstbekleidung oder durch Schütteln der Hände an der Luft abgetrocknet.

👎 Die erforderliche Einwirkungszeit des Desinfektionsmittels (je nach Produkt ca. 30 Sekunden) wird oft unterschritten.

👎 Bei mangelhafter Händedesinfektion werden bestimmte Handpartien besonders häufig ausgespart. Dazu gehören der Daumen und die Fingerkuppen.

👎 Durch das bloße Händewaschen werden keine Keime inaktiviert. Sie werden nur heruntergewaschen, ohne abgetötet zu werden und können die Umwelt kontaminieren.

👎 Der Desinfektionsmittelspender wird mit der Hand berührt (Keimverschleppung!), anstatt wie vorgeschrieben, mit dem Ellbogen (langer Bedienungshebel erforderlich).

---

§ Um eine Infektionsübertragung erfolgreich verhindern zu können, werden Händedesinfektionsmittel nur dann vom

Bundesgesundheitsamt (BGA) zugelassen, wenn sie eine Keimreduzierung von 99,999 % besitzen.

§ Nach den BGR 250/TRBA 250* der Berufsgenossenschaft für Gesundheitsdienst und Wohlfahrtspflege ist nach Patientenkontakt und nach Kontakt mit infektiösem oder potenziell infektiösem Material vor dem Verlassen des Arbeitsbereichs eine hygienische Händedesinfektion vorgeschrieben. Danach sind verschmutzte Hände zu waschen (BGR 250 Abschnitt 4.1.2.7).

§ Die BGR 250/TRBA 250 (Abschnitt 4.2.3) verlangt bei Tätigkeiten, bei denen es regelmäßig in größerem Umfang zum Kontakt mit Körperflüssigkeiten, -ausscheidungen oder -gewebe kommen kann, speziell ausgestattete Handwaschplätze. Diese sind mit Armaturen auszustatten, die ohne Handberührungen bedienbar sind, also mit Einhebel-Armaturen (mit Ellbogen zu betätigen). Das gilt nicht für häusliche Bereiche.

✍

* BGR: Berufsgenossenschaftliche Regeln; TRBA: Technische Regeln für Biologische Arbeitsstoffe

Finden Sie die Pflegefehler in diesem Suchbild:

Abb. 4 Händedesinfektion

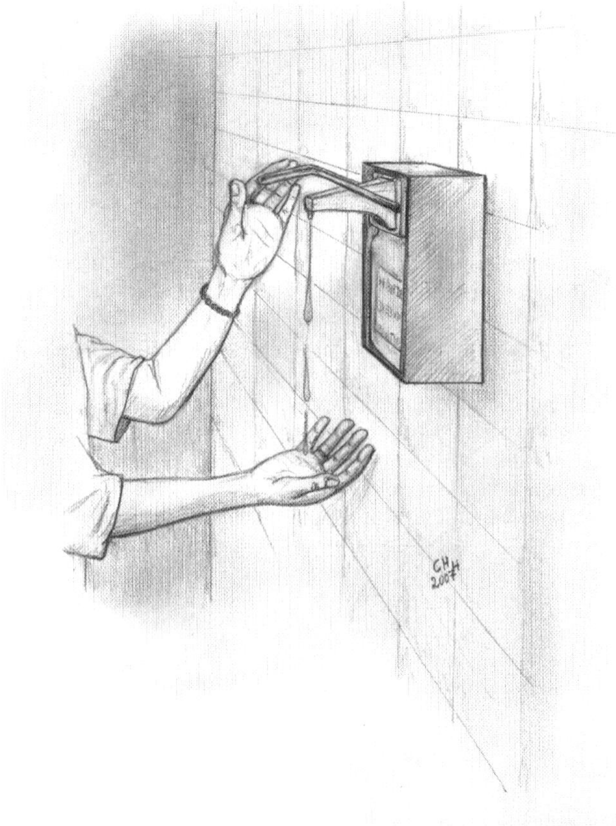

H

Harnblasenkatheterismus

👍 **Der transurethrale Harnblasenkatheterismus (Legen und Wechsel entsprechend der individuellen Situation) ist Aufgabe des Arztes. Dieser kann die Tätigkeit aber an das Pflegefachpersonal delegieren.**

👍 **Er wird von zwei Pflegepersonen (davon eine Pflegefachkraft) durchgeführt. Die zweite Kraft betreut und unterstützt den zu Pflegenden bei der Intimpflege sowie beim Lagern und reicht das Material steril an.**

H

👍 **Zur sorgfältigen Schleimhautdesinfektion des Genitals wird mit den getränkten Tupfern in Richtung „von der Harnröhre weg" gewischt.**

👍 **Das Blocken des Ballons (beim transurethralen Dauerkatheter) erfolgt mit sterilem Aqua destillata oder vorzugsweise mit einer sterilen 8–10-prozentigen Glycerin-Wasserlösung (nicht mit NaCL oder Leitungswasser, weil es zu Kristallbildung kommen kann und der Ballon sonst nicht mehr zu entleeren ist)*.**

👍 **Der Urinbeutel wird freihängend (ohne Bodenkontakt) unter Blasenniveau (auch das Ablassventil) angebracht, um einen Harnrückstau zu verhindern (Gefahr der Harnwegsinfektion).**

👎 Ein Harnblasenkatheter darf nur nach strenger Indikation auf ärztliche Anordnung und mit Einwilligung des zu Pflegenden (bzw. dessen rechtlicher Betreuung bzw. Vorsorgevollmachtinhabers) gelegt werden. Eine Inkontinenz ist kein Grund für die Anlage eines Harnblasendauerkatheters.

👎 Zu große Katheter sowie Inkrustationen und Verschmutzungen können Schleimhautverletzungen und Entzündungen der Harnröhre verursachen und besonders beim Mann an den physiologischen Biegungen der Harnröhre sowie im Bereich der Prostata z. B. zu folgenden Komplikationen führen:

- Harnröhrenstriktur (Harnröhrenverengung),
- Harnreflux (Harnrückstau),
- Perforation (Durchstechen) der Harnröhre,
- Nebenhodenentzündung (Epididymitis) infolge eines Sekretstaus, erfordert Hochlagern („Hodenbänkchen").

Zu häufiges Diskonnektieren (Trennen des Katheters vom Schlauchsystem des Urinbeutels) erhöht das Infektionsrisiko. Beim Wechsel des Urinbeutels (Zeitpunkt je nach Produkt) erfolgt das Konnektieren von Katheter und Ansatzschlauch unter Verwendung von alkoholischer Sprüh- und Wischdesinfektion sowie Handschuhen.

---

§ Die Kommission für Krankenhaushygiene und Infektionsprävention am Robert Koch-Institut hält Dauerkatheter für einen großen Risikofaktor für Harnröhrenentzündung. Transurethrale Katheter sollen nicht länger als 5 Tage liegen. Unter Beachtung der Kontraindikationen sollen suprapubische Blasenverweilkatheter bevorzugt werden.

H

Das Datum des Legens, die Größe (in Charrière) eines Harnblasenkatheters sowie sämtliche Beobachtungen (z. B. verengte Harnröhre, Urinmenge, -farbe und -geruch) müssen dokumentiert werden.

- Charrière (Einheit n. dem franz. Instrumentenhersteller): bei Frauen ca. 12–14 Ch, bei Männern ca. 16–18 Ch; 1 Ch hat einen Außendurchmesser von 1/3 mm; Beispiel: 18 Ch entsprechen 6 mm.

☞ Inkontinenzpflege, Medikamentenapplikation (ärztliche Delegation), Zystitisprophylaxe

---

✍

---

* Anforderungen der Krankenhaushygiene bei Infusionstherapie und Katheterisierung von Gefäßen (Bundesgesundheitsblatt 11/2002)

Individualhygiene der Pflegeperson

- **Haare müssen sauber und gepflegt, lange Haare zusammen- oder hochgesteckt sein.**
- **Schuhe müssen wasserabweisend, atmungsaktiv und leicht zu reinigen sein (Absätze nicht höher als 2 cm, glattes Leder oder Kunststoff, ohne Verzierungen).**
- **Wenn ein Kontakt mit Körperflüssigkeiten oder Ausscheidungen möglich ist, sind hygienische Einmalhandschuhe erforderlich.**

- Bei vorgeschriebener Händedesinfektion darf kein Schmuck (wie Uhr, Ring, Armband) getragen werden.
- Schutzkleidung (nach den BGR s. u. vorgeschrieben) darf nicht zur Reinigung mit nach Hause genommen werden oder mit anderer Kleidung in Kontakt kommen. Mit Blut oder anderen Körperflüssigkeiten kontaminierte Kleidung muss der Arbeitgeber desinfizierend aufbereiten.
- Pausen-, Bereitschafts- sowie Küchenräume dürfen nicht mit Schutzkleidung betreten werden.

---

§ Die BGR 250/TRBA 250 (Abschnitt 4.1.2.6) schreibt vor, dass bei Tätigkeiten, die eine hygienische Händedesinfektion erfordern, an Händen und Unterarmen keine Schmuckstücke, Uhren und Eheringe getragen werden dürfen, weil diese Gegenstände Infektionsquellen darstellen: Laut Kapitel 4.1.2 hat der Arbeitgeber die erforderliche Schutzkleidung und persönliche Schutzausrüstung (wie flüssigkeitsdichte, dünnwandige und allergenarme Handschuhe) in ausreichender Menge zur Verfügung zu stellen.

☞ Ganzkörperwaschung, Händedesinfektion, Nagelpflege

✍

Infusion vorbereiten und überwachen

- **Der zu Pflegende ist umfassend über Infusionslösung, -art, -dauer, und -dosierung zu informieren.**
- **Zusatzmedikamente werden steril und ohne Luft in die Ampulle bzw. Spritze aufgezogen und kontaminationsfrei mit einem Mini-Spike (Entnahmekanüle mit bakteriendichtem Filter) zugespritzt.**
- **Bei Infusionsbeuteln und flexiblen Polyethylenflaschen sind das Schließen der Rollklemme vor dem Einstechen des Dorns in die Infusionsflasche sowie die Belüftung (wie bei Glasflaschen) nicht erforderlich.**
- **Zum Durchspülen des venösen Zugangs nach Verabreichung von Medikamenten reicht sterile Elektrolytlösung aus (keine verdünnte Heparinlösung).***

- Beim Verbandwechsel dürfen sterile Handschuhe (oder die Non-Touch-Methode) sowie die Hygienische Händedesinfektion (vorher und nachher) nicht fehlen.*
- Keine antibakteriellen Cremes oder Salben auf die Einstichstelle des venösen Zugangs aufbringen, weil sie die Kolonisierung mit resistenten Erregern fördern.*
- Bei zu hoher Geschwindigkeit können subkutane Infusionen zu Druck- und Spannungsschmerzen führen. Die Geschwindigkeit soll ca. 40–100 ml/h betragen.*

Dokumentiert werden Einlaufzeit und Einstichkontrolle, der Wechsel des Infusionssystems, der Flasche und des Verbands sowie die Entfernung des Zugangs.

☞ Händedesinfektion, Wundversorgung

✍

---

* Anforderungen der Krankenhaushygiene bei Infusionstherapie und Katheterisierung von Gefäßen (Bundesgesundheitsblatt 11/2002)

Inhalation

- **Dampfinhalation hat eine maximale Eindringtiefe der Inhalationströpfchen bis zum Rachen, während Aerosole bis zu den kleinen Bronchien (Bronchiolen) dringen und Mikrotröpfchen beim Ultraschallvernebler bis in Lungenbläschen (Alveolen) eindringen.**
- **Geeignete Zusätze zur Dampfinhalation (Schüssel mit 2 Liter etwa 90° C heißen Wassers) sind z. B. Salbei-, Kamillentee oder etwas Mentholsalbe.**
- **Anstelle einer Schüssel kann zur Inhalation auch ein spezieller Kunststoffinhalator (zur Mund- und/oder Naseninhalation) verwendet werden. Dazu ist keine Handtuchabdeckung mehr erforderlich.**
- **Vor, während und nach der Inhalation sind die Vitalzeichen zu überprüfen. Außerdem ist auf Symptome einer Allergie und Überreaktion zu achten.**

- Bei Dampfinhalationen besteht besonders bei demenziell erkrankten und immobilen (bettlägerigen) Menschen eine erhöhte Verbrühungsgefahr, besonders wenn der Inhalationsbehälter überfüllt wurde.
- Es darf nicht zu schnell inhaliert werden, weil dies Schwindelgefühl und Übelkeit verursachen kann.
- Je flacher geatmet wird, desto geringer sind die Eindringtiefe der Inhalationströpfchen und der Kontakt mit der Schleimhaut. Mit tiefer Inspiration können etwa 50 %, mit flacher Atmung dagegen nur ca. 10 % der Inhalationströpfchen genutzt werden.

☞ Pneumonieprophylaxe

✍

Injektion (subkutan)

- **Geeignete Injektionsorte sind: Vorder- und Außenseite der Oberschenkel, Oberarmaußenseite sowie die Haut 2 cm um den Bauchnabel.**
- **Um Verwechslungen aufgezogener Spritzen zu vermeiden, wird die aufgezogene Originalampulle jeweils mit Spritze, Tupfern, Hände- und Hautdesinfektionsmittel sowie Kanülenabwurfbehälter auf ein Tablett gelegt. Die Injektion erfolgt niemals beim stehenden (Verletzungsgefahr), sondern stets beim liegenden Patienten.**
- **Entscheidend für die richtigen Einstichwinkel sind die Stärke des Unterhautfettgewebes (z. B. bei adipösen Personen) und die Kanülenlänge. Kurze Kanülen (ca. 12 mm) sind v. a. zur subkutanen Injektion von Heparin und Insulin geeignet.**
- **Durch Einreiben der Injektionsstelle (nach der Applikation) wird die Resorptionszeit beschleunigt.**
- **Die Hautdesinfektion erfolgt mit einem Alkoholpräparat mittels „Sprühen-Wischen-Sprühen".**

- Zu Nervenschädigungen und unbeabsichtigten Gefäßpunktionen kommt es v. a. aufgrund:
  - fehlerhafter Injektionstechnik, z. B. Einstichswinkel, -tiefe,
  - fehlerhafter Auswahl der Kanülenlänge und -stärke,
  - fehlerhafter Lokalisation des Injektionsortes.
- Bei gestörter Hautdurchblutung, Hauterkrankungen, Infektionen und Ödemen im Injektionsgebiet sowie bei Schock sind Injektionen (subkutane und intramuskuläre) kontraindiziert (Infektionsgefahr). Im Schock würde die Minderdurchblutung aufgrund der Blutzentralisation zu einer erschwerten (sehr langen) Resorption führen.
- Bei erhöhter Blutungsneigung (z. B. Marcumar-Therapie) darf nicht intramuskulär injiziert werden, da es sonst zu Nach- und Einblutungen kommen kann.
- Ein Öffnen von Glasampullen ohne Ampullensäge und Tupfer birgt hohe Kontaminations- und Verletzungsgefahren.

Der Gummipfropfen einer Stechampulle wird mittels „Sprühen-Wischen-Sprühen" (s. o.) desinfiziert.

- Bei der Hautdesinfektion ist ein kurzes Abwischen oder alleiniges Besprühen aus hygienischer Sicht bei allen Injektionsarten unzureichend. Eine korrekte Hautdesinfektion erfolgt mit der Methode „Sprühen" (15 Sekunden Einwirkzeit beachten) – Wischen-Sprühen".
- Injektionslösungen dürfen nicht geschüttelt (zerstört die Moleküle), sondern nur mehrmals gekippt werden. Schaumig dürfen sie nicht aufgezogen werden.

---

§ Wenn ärztliches und pflegerisches Handeln in die körperliche Unversehrtheit des Menschen eingreift, ist der Straftatbestand der Körperverletzung (§ 223 ff. StGB) erfüllt. Es müssen Rechtfertigungsgründe wie Einwilligung, Notwehr, Nothilfe und Notstand vorliegen. Diese rechtfertigen aber keine fehlerhafte Durchführung (wie Fehler bei der Insulinapplikation).

§ Bei Auszubildenden ist gemäß der Regelungen für die praktische Ausbildung eine ausgebildete Praxisanleitung sicherzustellen, die folglich mitverantwortlich sein kann. Unterschieden werden die Verantwortungsbereiche:

- Anordnungsverantwortung (Arzt hat die Überwachungspflicht und prüft die Qualifikation der Durchführenden),
- Übernahmeverantwortung (Pflegeperson muss ihre persönliche Qualifikation einschätzen, Verweigerungsrecht bei „Gefahr für Leib und Leben" eines Menschen,
- Durchführungsverantwortung, mit Vor-/Nachbereitung.

☞ Injektion (intramuskulär), Medikamente richten

✍

Finden Sie die Pflegefehler in diesem Suchbild:

Abb. 5 Injektion (subkutan/intramuskulär)

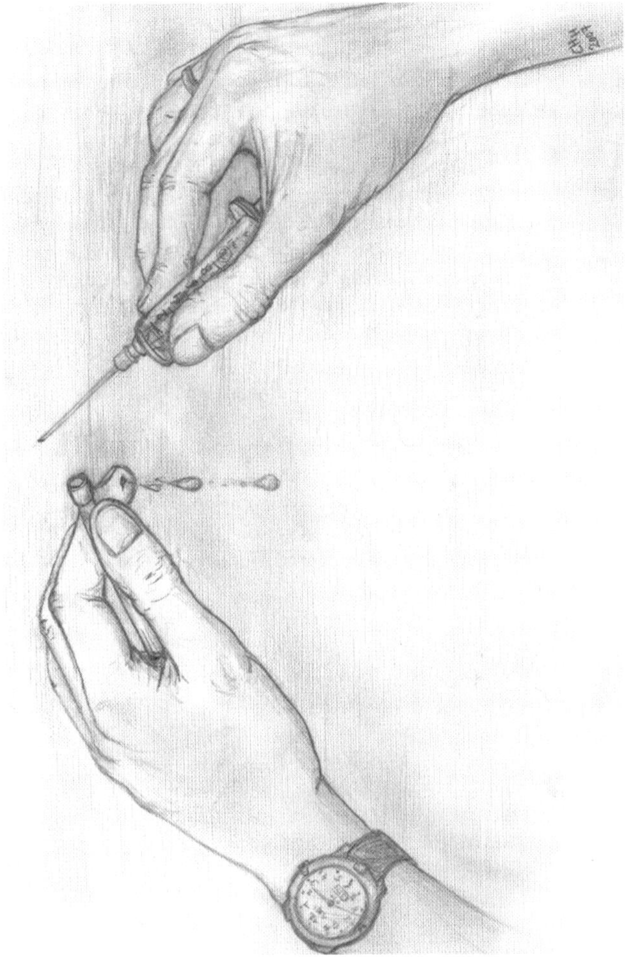

I

Injektion (intramuskulär)

👍 **Die Injektion muss an einer Stelle geschehen, die fern von größeren Blutgefäßen und Nerven liegt.**

👍 **Intramuskulär werden auch schlecht resorbierbare Medikamente injiziert, wie Emulsionen und ölige Stoffe, die nicht intravenös injiziert werden dürfen. Die durchschnittliche Resorptionsgeschwindigkeit beträgt ca. 30–60 Minuten.**

👍 **Zur intramuskulären Injektion muss der Betroffene möglichst liegen (entspannte Muskulatur), weil Scherkräfte im Muskel zu größeren Stichverletzungen führen können (schmerzhafte Injektion) bzw. beim Kollaps die Kanüle abbrechen kann.**

I

👍 **Die Orientierungspunkte beim Aufsuchen des Injektionsortes bei der ventroglutäalen Injektion nach Hochstetter sind:**

- **vorderer oberer Darmbeinstachel (Spina iliaca anterior superior),**
- **Vorsprung des Darmbeinkamms (Eminentia cristae iliacae),**
- **Großer Rollhügel (Trochanter major).**

👍 **An der Einstichstelle erfolgt eine sorgfältige Hautdesinfektion mit Beachtung der Einwirkzeit. Bei jeder Injektionsart sind laut BGR 250 (S. 68 Individualhygiene) Einmalhandschuhe zu tragen (vgl. z. B. Hygieneverordnung des Landes NRW § 2 Abs. 1).**

👎 Die intramuskuläre Injektionstechnik in den oberen äußeren Quadranten ist veraltet und gilt als Pflegefehler, weil diese Einstichstelle vergleichsweise hohe Risiken in sich birgt (Verletzung von Nerven- und großen Gefäßen).

👎 Zu kurze Kanülen (vorgesehen sind ca. 40–70 mm) führen bei Normalgewichtigen zur Injektion ins Unterhautfettgewebe (d. h. subkutane, langsamere Resorption).

👎 Die maximale Injektionsmenge sollte 2–4 ml betragen. Eine zu große Menge, unsterile Materialien, ungenügende Desinfektion, Injektion in gereizte Haut oder ein Hämatom erhöhen die Komplikationsrisiken:

- Schmerzen,
- Spritzenabszess (Eiteransammlung im Gewebe),

- aseptische Nekrose (Unverträglichkeit),
- anaphylaktischer Schock (Überempfindlichkeit).

Eine fehlende oder positive Aspirationskontrolle* (ohne das Medikament daraufhin zu verwerfen) kann zur intravenösen Verabreichung (Gefäßpunktion) führen.

---

§ Rechtliche Folgen einer fehlerhaften Injektion:

- Strafrechtlich: Straftatbestand „Körperverletzung",
- Zivilrechtlich: Schmerzensgeld, Schadensersatz,
- Berufsrechtlich: Entzug der Berufszulassung,
- Arbeitsrechtlich: Abmahnung.

§ Die Pflegeperson muss die Durchführung einer ärztlichen Delegation verweigern, z. B. wenn sie sich der Aufgabe nicht gewachsen fühlt, bei fehlender Einwilligung des zu Pflegenden oder bei nicht korrekter Anordnung. Im Sinn des § 613 BGB sind ärztliche Tätigkeiten im Zweifel vom Arzt selbst zu erbringen.

Dokumentiert wird mit Unterschrift und Uhrzeit: Medikament, Menge, Injektionsart und -ort sowie aufgetretene Komplikationen, die dem Arzt mitgeteilt werden.

☞ Injektion (subkutan), Medikamente richten

✍

---

* wird bei subkutaner Injektion nicht mehr durchgeführt, weil die dabei erzeugte Gewebeschädigung größer ist als die Gefahr einer Injektion in ein Blutgefäß.

Inkontinenzpflege

- **Stuhl- und Urininkontinenz erfordern einen häufigen Wechsel der Wäsche und der Inkontinenzhilfen. Um die Gefahr der Keimverschleppung zu vermeiden, ist ein strenger hygienischer Umgang z. B. mit Steckbecken, Urinflasche oder Kondomurinal erforderlich.**
- **Im Liegen sind Miktion und Defäkation schwieriger als im Sitzen. Darum sollte, soweit möglich, ein Toilettenstuhl verwendet werden. Dabei ist darauf zu achten, dass dessen Bremsen festgestellt sind.**
- **Im Einzelfall kann Triggern bei einer neurogenen Harnblasenfunktionsstörung (Reflexinkontinenz) eine mögliche Pflegebehandlung sein. Das Klopftraining (mit den Fingerspitzen einige Sekunden oberhalb des Schambeins) wird am besten vom zu Pflegenden selbst durchgeführt.**

- Inkontinenzhilfsmittel dürfen nicht in falscher Richtung entfernt werden, weil dem zu Pflegenden mit dem Einbringen von Keimen in die Harnröhre Schaden zugeführt würde (Zystitisgefahr).
- Infektiöse Ausscheidungen (z. B. bei Salmonellen) dürfen nicht in der Toilette entsorgt werden. Zur Vermeidung der Keimverschleppung muss die Ausscheidung (auch bei nicht inkontinenten Menschen) mittels flüssigen Desinfektionsmittels desinfiziert werden
- Blasenspülungen sowie das Abklemmen eines Harnblasenkatheters sind veraltete und unhygienische Pflegemaßnahmen (Ausnahmen: Hämaturie und Pilzinfektion).
- Zur Reinigung der Intimregion sollen keine schleimhautreizenden Waschlotionen (z. B. mit Zusätzen wie Minze, Eukalyptus, Zitrone oder Grapefruit) verwendet werden, sondern nur spezielle schleimhautverträgliche Waschlotionen oder körperwarmes Waschwasser. Dies reinigt besser als kaltes Wasser. Anschließend ist eine gute Hautpflege (z. B. mit Panthenol) erforderlich.
- Besonders aus menschlichen, hygienischen sowie intertrigo- und dekubitusprophylaktischen Gründen ist es kein Grund,

nur zum Teil nasse oder beschmutzte Inkontinenzunterlagen, -slips oder -hosen weiter zu benutzen. Mögliche Gefahren können sein: Mazeration (Aufweichung der Haut) und Keimverschleppung.

Bei Harn- oder Stuhldrang ist der zu Pflegende sofort zur Toilette zu führen. Eine Ausnahme stellt das Blasenentleerungstraining zur Vorbeugung einer Dranginkontinenz (Toilettentraining zu genau festgelegten Entleerungszeiten) dar.

Der Expertenstandard „Förderung der Harnkontinenz in der Pflege" (DNQP) unterteilt in Kontinenzprofile. Diese beschreiben die Pflegerelevanz der Harnkontinenz in:

- (vollständig) Harnkontinenz,
- unabhängig erreichte Harnkontinenz,
- abhängig erreichte Harnkontinenz,

sowie entsprechend der Inkontinenz in:

- unabhängig kompensierte Harninkontinenz,
- abhängig kompensierte Harninkontinenz,
- nicht kompensierte Harninkontinenz.

Mit einem Miktions- und Stuhlprotokoll kann die Pflegefachkraft die Entleerungszeiten erfassen, den Erfolg des Miktionssowie Defäkationstrainings gezielt kontrollieren und die Pflegemaßnahmen dazu evaluieren.

Ganzkörperwaschung, Intimsphäre wahren, Obstipationsprophylaxe, Zystitisprophylaxe

---

Intertrigoprophylaxe

Hauptsächlich in Hautfalten kommt es zu Rötungen, Pustelbildung oder Einrissen. Diese Symptome können in ein Dekubitalulkus übergehen.

Ursachen zur Entstehung von Intertrigo sind frühzeitig zu bekämpfen. Dazu zählen u. a. Ansammlungen von Feuchtigkeit (Schweiß, Urin, Stuhl) besonders in Verbindung mit krümeligen Substanzen (z. B. Puder).

Die Pflegefachkraft soll über das fachliche Wissen hinsichtlich eines beginnenden Dekubitalulkus und anderer Hauterkrankungen wie z. B. Intertrigo, Mazeration und Pilzinfektionen verfügen.

I

Fehlende oder nicht sorgfältige Hautinspektion kann zur Entwicklung eines Druckgeschwürs führen.

Werden Puder, Pasten oder Salben zur Hautpflege verwendet, müssen sie komplett verteilt werden. Etwaige Reste könnten krümeln, scheuern und dadurch wunde Haut (Intertrigo) verursachen.

Selbst wenn eine Dekubitusgefährdung vorliegt, können aufgrund der aktuellen Situation des zu Pflegenden (z. B. Sterbeprozess, akute Lebensbedrohung, starke Schmerzen) andere Handlungen von höherer Priorität sein als das regelmäßige Umlagern.

Nach der im nationalen Expertenstandard „Dekubitusprophylaxe in der Pflege" formulierten Strukturqualität („S 7") soll die Pflegefachkraft über die Kompetenz verfügen, die Effektivität prophylaktischer Maßnahmen zu beurteilen.

Dekubitusprophylaxe

Intimsphäre wahren

👍 **Auf Pflege angewiesene Menschen müssen das Überschreiten von Distanzzonen (z. B. bei der Intimpflege) oft tolerieren. Das erfordert eine vertrauensvolle Beziehung zwischen der Pflegefachkraft und dem Pflegebedürftigen.**

👍 **Bei der Pflege werden die eigenen Utensilien des zu Pflegenden bevorzugt und die Vorgehensweise umfassend mit ihr/ihm abgestimmt.**

👍 **Mitpatienten und Angehörige werden vor Pflegehandlungen sowie vor persönlichen Gesprächen auf Wunsch des Patienten aus dem Zimmer gebeten.**

I

👎 Nicht ohne anzuklopfen das Zimmer betreten und/oder ohne um Erlaubnis zu fragen Schränke öffnen und Sachen entnehmen.

👎 Abhängige Pflegebedürftige wie z. B. demenziell Erkrankte nicht ohne Bekleidung aus dem Zimmer lassen, sondern Hausschuhe und Morgenmantel bereitlegen.

👎 Die Bettdecke nicht ohne Vorankündigung wegnehmen. Der zu Pflegende soll nicht unnötig entblößt werden. Bei der Ganzkörperwaschung werden nur die Bereiche aufgedeckt, die gerade gewaschen werden sollen.

🎓 Edward Hall unterteilte 1976 die Tabu-/Distanzzonen in:

- gesellschaftliche/öffentliche Zone ca. 1 bis 4,5 m (Abstand bei oberflächlichen sozialen Beziehungen,
- persönliche Zone ca. 45 cm bis 1 m (Bekannte),
- intime Zone 0 bis ca. 45 cm (eng vertraute Personen).

☞ Aktivierende Pflege, Desorientierungsprophylaxe, Kommunikation, Validation

---

✍

Kinästhetik

👍 **Vor der Mobilisation wird der zu Pflegende umfassend über die Vorgehensweise der aktiven und/oder passiven Bewegung informiert.**

👍 **Beim Bewegen in kleinen Portionen, wie beim „Schinkengang" (im Sitzen) oder bei der „Wurmfortbewegung" (mit gestreckten Beinen) wird jede Masse für sich bewegt.**

👍 **Die sieben „Massen" der Kinästhetik sind:**

- **Kopf,**
- **Thorax,**
- **Becken,**
- **beide Arme und beide Beine.**

Die sechs „Zwischenräume" sind:

- **Hals,**
- **beide Achselhöhlen,**
- **Taille,**
- **beide Hüftgelenke.**

👍 **Die Bewegungen erfolgen gemeinsam (Interaktion) und unter Beachtung von Zeit, Raum und Kraft (Pausen zur Orientierung) sowie der Sinne:**

- **haptischer Sinn (Tastsinn): taktiler zur Oberflächen- und kinästhetischer Sinn zur Tiefensensibilität,**
- **vestibulärer Sinn (Gleichgewichtssinn),**
- **akustischer/auditiver Sinn (Hörsinn),**
- **visueller/optischer Sinn (Sehsinn),**
- **olfaktorischer Sinn (Riechsinn),**
- **gustatorischer Sinn (Geschmackssinn),**
- **thermischer Sinn (Temperatursinn),**
- **nozizeptiver Sinn (Schmerzsinn).**

👍 **Beim Bewegen einer Masse wird immer Kontakt zur Matratze gehalten. Die Masse wird nicht gehoben, sondern „schaukelartig" gezogen.**

👎 Lagerungshilfsmittel, Kissen und Bettdecken sowie ein nicht auf Arbeitshöhe gestelltes Bett können das Bewegen des zu Pflegenden bremsen und erschweren. Beim Transfer zum

Kopfteil sind die Wechseldruckmatratze auf „hart" und das Fußteil des Betts hoch zu stellen.

- Mit einem Patientenaufrichter kann der zu Pflegende sich aktiv aufrichten. Jedoch werden dabei vier Massen angehoben, so dass diese Bewegung sehr anstrengend und v. a. bei Schlaganfallpatienten einseitig ist.
- Der zu Pflegende sollte nicht gebeten werden, im Bett nach oben bzw. unten zu rutschen, sondern auf Orientierungspunkte hingewiesen werden; ihn bitten, sich kopfwärts/zum Kopfteil bzw. fußwärts/zum Fußteil zu bewegen. Die Bewegung ist dann einfacher, wenn sie der Körperorientierung folgt und diese fördert.
- Kinästhetik-Training ist nicht nur allein für die Pflegenden, sondern vielmehr auch für und mit den zu Pflegenden wichtig. Trainings ohne den zu Pflegenden können den Pflegekräften nur Unterstützungen bieten, nicht aber die Beratung und Anleitung des zu Pflegenden ersetzen

---

Kinästhetik (engl.: Kinaestetics®) ist eine in den USA entstandene Analyse der Bewegungsmuster des menschlichen Körpers. Sie betrachtet die durch die Sinne wahrgenommene Bewegung:

- Kinesis (gr.: Bewegung),
- ästhetics (gr.: Wahrnehmung).

☞ Bobath-Konzept®, Dekubitusprophylaxe, Lagerung (30-Grad-Seiten-Lagerung), Mikrobewegungen

---

✍

K

Körpertemperaturkontrolle

Besonders bei rektaler Messung sind die Beeinträchtigung der Intimsphäre, die Verletzungsgefahr sowie die Gefahr der Keimverschleppung zu beachten.
Die Thermometer sind mit einer Schutzhülle zu versehen und nach Gebrauch zu desinfizieren.
Bei Verwendung von Digitalthermometern kann die Messdauer nicht unterschritten werden, weil am Ende der Messung ein akustisches Signal ertönt.

Zäpfchenrückstände und zu kurze Messdauer (beim Quecksilberthermometer) führen bei der rektalen Temperaturmessung zu Fehlwerten.
Mundinfektionen, Atmung mit offenem Mund sowie kalte oder heiße Nahrung können Fehlerquellen bei der oralen/sublingualen Temperaturkontrolle sein.

K

Temperaturstufen bei rektaler Messung:

• Untertemperatur	< ca. 36,3° C
• normale Temperatur	ca. 36,3–37,4° C
• subfebrile Temperatur	ca. 37,4–38,0 ° C
• mäßiges Fieber	ca. 38,0–39,0° C
• hohes Fieber	ca. 39,0–39,9° C
• sehr hohes Fieber	> ca. 39,9° C

Dokumentiert werden die subjektive (persönliche) Fiebersymptomatik wie z. B. diffuse Schmerzen und Müdigkeit sowie die objektiven (messbaren) Fieberzeichen wie z. B. Schüttelfrost, Temperaturerhöhung, Tachykardie, -pnoe.

Fiebersenkende Maßnahmen

Kommunikation

- **Unterschieden wird Kommunikation in:**
  - **verbale Kommunikation (Sprache),**
  - **nonverbale Kommunikation (Mimik, Gestik, Haltung),**
  - **paraverbale Kommunikation (Lautstärke, Betonung).**
- **Eine empathische (mitfühlende) Kommunikation ist von nonverbaler Kommunikation geprägt (mit der negative Emotionen am schlechtesten verborgen werden können). Bei nonverbaler Sprache sind Körperhaltung (Körpersprache) und die räumliche Distanz zum Gegenüber entscheidend.**
- **Feedbacks (Rückmeldungen) können missverständliches Hören mit den „falschen Ohren" unterbinden. Wichtig ist, dass Feedback-Geber und -Nehmer zur wohlwollenden Kommunikation bereit sind.**

K

- Entsprechend der Transaktionsanalyse (nach Eric Berne, 1910–1970) werden die zu Pflegenden nicht als „Kind" oder „Eltern" angesprochen, sondern als „Erwachsene".
  Pflegende sollten folglich nicht so reden, als wären sie der Überlegene, weil sich die Interaktion (Wechselbeziehung) dann anpasst und z. B. der alte Mensch aus der Situation eines Kindes spricht.
- Eine demenzielle Erkrankung rechtfertigt nicht, dass die Kommunikation aufgrund des vermeintlich unmöglichen Verstehens vernachlässigt wird oder sogar völlig unterbleibt. Das begleitende Gespräch sowie unterstützende nonverbale Signale müssen gerade bei diesen Personen ein Gefühl der Wertschätzung vermitteln.
- Der Sender darf nicht mehr Informationen senden, als der Empfänger verarbeiten kann. Besonders demenziell erkrankte Menschen benötigen Zeit, um die Informationen aufzunehmen und zu verarbeiten. Informationsflut stört die Informationsübermittelung. Das bedeutet: Zeit lassen!
- Geduzt werden sollte ein zu Pflegender nur, wenn er (oder dessen Betreuer) es der Pflegefachkraft anbietet.
- Die Pflegefachkraft sollte nicht im Pluralis Majestatis sprechen (z. B. „Nun trinken wir schön den Becher leer"), weil er

so den zu Pflegenden nicht als selbstständiges Individuum auf der Erwachsenen-Ebene anspricht und dieser sich nicht ernst genommen fühlt.

- Ratschläge erteilen, Abwiegeln, Phrasen, „Zusammenreiß-Appelle", „Nachbohren" sowie das Erzählen eigener Erfahrungen ist bei negativen Gefühlen des Gesprächspartners kontraindiziert. Angebracht wäre eine einfühlsame Sprache oder die kommunikative Zurückhaltung (einfach da sein und zuhören, ohne viel zu reden).
- Eine Kommunikation ohne Blickkontakt (und bei demenziell Erkrankten auch ohne Berührung) wird vom Empfänger oft nicht wahrgenommen und/oder zeigt ihm, dass der Sender nicht sonderlich an ihr/ihm interessiert ist bzw. keine Zeit hat.

K

Nach Friedemann Schulz von Thun (*1944) kann eine Nachricht vier Aussagen enthalten, die unter vier sehr verschiedenen Intentionen gesendet (vom Sender gesagt) und mit ebenso vielen verschiedenen Interpretationen empfangen (vom Empfänger gehört) werden können:

a) Nachrichten mit Sachinhalten,
b) Nachrichten mit Selbstoffenbarungen,
c) Nachrichten mit Appellen (Befehlen),
d) Nachrichten mit Aussagen über die Beziehung von Sender und Empfänger.

Essen und Trinken reichen, Fixiergurt anlegen, Gesprächsführung, Intimsphäre wahren, Teamarbeit

---

Kompressionsverband

Kurzzugbinden haben eine geringere Dehnbarkeit (niedriger Ruhedruck) und sind für immobile Patienten gut geeignet. Langzugbinden sind ungeeignet, weil ihr hoher Arbeitsdruck zu Abschnürungen führt und sie daher nachts sowie bei mehr als 10-minütiger Bettruhe abgewickelt werden müssen.

Entstauende Lagerung des Beins beachten (siehe Medizinische Thrombo-Embolie-Strümpfe). Die Tragedauer und die Höhe des Verbands (bis zum Knie oder bis zur Leiste) werden vom Arzt angeordnet.

Zum Anlegen des Verbandes werden benötigt:

- **Fuß/Unterschenkel: 6–10 cm Kurzzugbindenbreite,**
- **Oberschenkel: 10–12 cm breite Kurzzugbinden.**

K

Fenster (offene Stellen) und Falten verursachen v. a. in Gelenknähe Abschnürungen und Druckstellen (Gefahr: lokale Durchblutungsstörungen, erhöhtes Thromboserisiko).

Ein Verband wird nie von proximal (vom Körperstamm) nach distal (zur Peripherie) angebracht, sondern stets von körperfern nach körpernah (von distal nach proximal).

Die Binden werden nicht festgezogen (Gefahr von Abschnürungen), sondern eng anmodelliert.

Beim so genannten „Pütter-Verband" nach Gustav Pütter (1907–1977) werden zwei Verbände über Kreuz gewickelt! Das heißt, ein erster Verband wird z. B. in Richtung vom Innenknöchel zum Außenknöchel gewickelt und ein zweiter Verband anschließend gegenläufig angelegt.

Thrombo-Embolie-Prophylaxe, Wundversorgung

Finden Sie die Pflegefehler in diesem Suchbild:

Abb. 6 Kompressionsverband

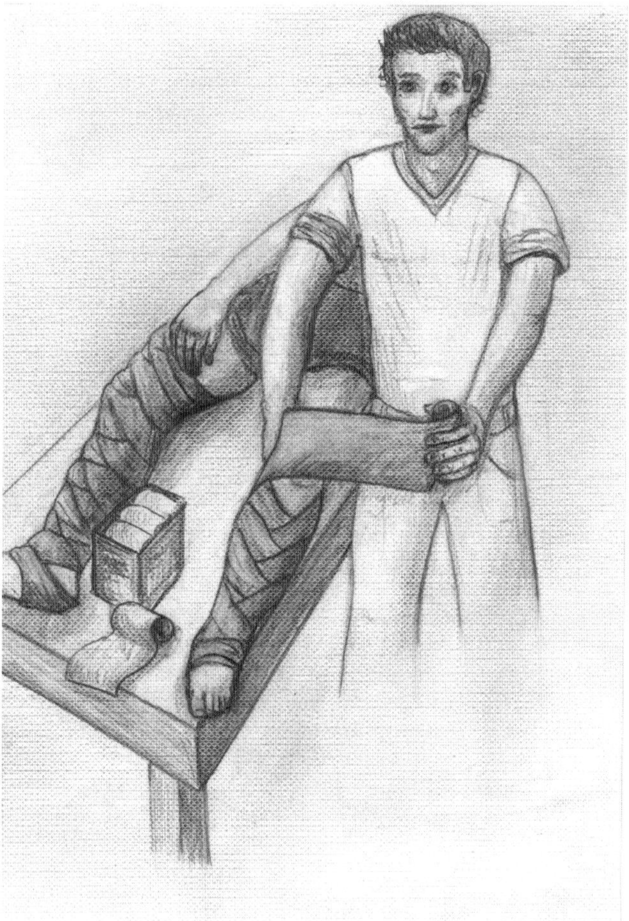

K

Kontrakturprophylaxe

👍 **Menschen mit Lähmungen, einseitiger Belastung, Schmerzen und Schonhaltung (z. B. bei abnutzungsbedingten Gelenkerkrankungen) haben ein erhöhtes Risiko für Gelenkfehlstellungen und -versteifungen.**

👍 **Geeignete Pflegemaßnahmen zur Vorbeugung sind:**

- **Mobilisation des zu Pflegenden,**
- **individuelle Schmerzbehandlung,**
- **fachgerechte Lagerung.**

👍 **Bei der Mobilisation (Bewegungsübung) werden sämtliche Gelenke passiv oder aktiv (ohne bzw. mit Hilfe) bewegt: Zehen, Füße, Knie, Hüften, Schultern, Ellbogen, Hände und Finger.**

K

👎 Der Bettdeckendruck darf nicht zur Belastung der Fußspitze führen (Gefahr der Spitzfußkontraktur). Dagegen wird ggf. ein Bettbogen (Bettbahnhof) verwendet oder die Decke über das Bettende gehängt.

👎 Bei einer spastischen Lähmung (z. B. nach Schlaganfall) können aktive Bewegungsübungen kontraindiziert sein, wenn sie den Muskeltonus weiter erhöhen.

👎 Bei Beweglichkeit des zu Pflegenden hat die Lagerung (z. B. in physiologischer Mittelstellung als so genannte Gebrauchs-/ Funktionsstellung) keine Prioriät, sondern gilt als „die Ultima Ratio". Sie erfolgt erst, wenn die aktive Mobilisation nicht möglich ist.

↻ Mit dem zu Pflegenden wird ein individueller Bewegungsplan (mit Zeitangaben und Art der Bewegungen) erstellt.

☞ Aktivierende Pflege, Bobath-Konzept®

✍

Künstliche enterale Ernährung

- **Bei der intermittierenden Ernährung in einzelnen Portionen (Bolusapplikation) wird die Zeit der normalen oralen Ernährung (ca. 20 min) eingehalten.**
- **Um eine gleichbleibende Fließgeschwindigkeit zu gewährleisten, sollte bei Dünndarmsonden eine Ernährungspumpe verwendet werden.**
- **Eine verstopfte Ernährungssonde kann mit einer kleinen Spritze mit warmem Wasser unter leichtem Druck und Zug wieder durchgängig gemacht werden.**

- Bei Diabetikern ist eine intermittierende Ernährung nachteiliger (Zwischenmahlzeiten gegen die Gefahr der Blutzuckerentgleisung) als eine kontinuierliche Ernährung, die eine ausgeglichene Stoffwechsellage fördert.
- Eine abnehmende Fließgeschwindigkeit oder ein Stillstand der Nahrung kann das Verstopfen einer Sonde anzeigen.
- Retard-Tabletten und Dragees (magenschonender Überzug) sind nicht über eine Sonde verabreichbar, weil sie den Wirkstoff sonst zu schnell freisetzen würden.
- Zucker und Fruchtsäure sowie schwarzer Tee können ausflocken und die Sonde verstopfen.
- Fehlende oder mangelnde Oberkörperhochlagerung (bis 20 Minuten nach der Applikation) führt bei enteraler künstlicher Ernährung zur Aspiration.

---

§ Um Keimwachstum zu vermeiden, werden Beutel und Überleitsystem nach jeder Nahrungszufuhr gespült und nach max. 24 Stunden gewechselt.*

☞ Aspirationsprophylaxe

✍

---

* Infektionsprävention in Heimen, Kap. 6.5.1, RKI 2004

Finden Sie die Pflegefehler in diesem Suchbild:

Abb. 7 Künstliche enterale Ernährung

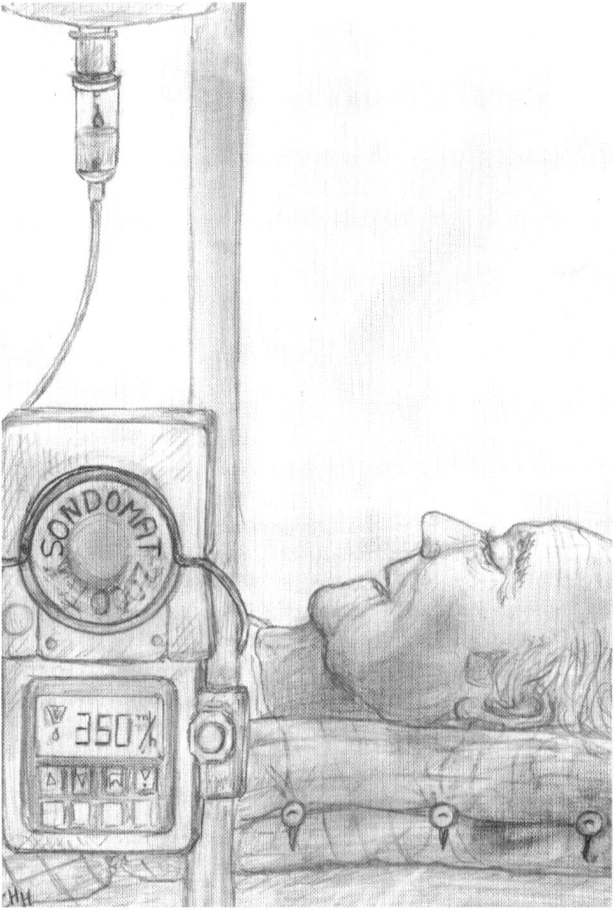

Kultursensible Pflege

- **Voraussetzung für eine transkulturelle Pflegeanamnese ist das Bestehen einer Vertrauensbeziehung. Das wird bei jedem Gespräch beachtet.**
- **Empathie und Interesse an der Geschichte anderer Menschen (insbesondere an Minderheiten) fördert die Beziehungen untereinander.**

- Gut gemeinte Pflegemaßnahmen können angesichts von Unkenntnis sowie falscher Annahmen und/oder mangelhafter Anamnese verletzend sein, z. B. hinsichtlich religiöser Riten und Symbolen (Fasten, Kreuz, Kopftuch).
- Mit Fremdsprachlern dürfen Deutschsprachige nicht absichtlich gebrochen reden, wie z. B. „Du sprechen nix Deutsch?" Das schürt Vorurteile und stört das Erlernen von Sprachen. Alle Muttersprachen sind gleichwertig. Mehrsprachigkeit ist eine zusätzliche Kompetenz.

K

Die Pflegetheoretikerin Madeleine Leininger erstellte das „Sunrise-Modell" der transkulturellen Pflege zur bewussten Wahrung bzw. Anpassung diverser Kulturen.

---

§ Die Ausbildungs- und Prüfungsverordnungen (APrV) für Pflegeberufe schreiben die Beachtung ethnischer, interkultureller, religiöser und ethischer Aspekte vor.

§ Das Allgemeine Gleichbehandlungsgesetz (AGG, gültig seit 18.08.2006) verhindert und beseitigt zivil- sowie arbeitsrechtliche Benachteiligungen aufgrund von Rasse, ethnischer Herkunft, Geschlecht, Religion, Weltanschauung, Behinderung, Alter und sexueller Identität.

☞ Anamnese, Gesprächsführung, Teamarbeit, Validation

✍

Lagerung (30-Grad-Seitenlagerung)

👍 **Vor der Seitenlagerung wird der Betroffene zunächst weit auf die Bettseite gelegt (möglichst aktiviert), von der er sich abwendet.**

👍 **Lagerungshilfsmittel können auf oder unter die Matratze geschoben werden. Decken oder Kissen können auf einer Seite längs unter der Matratze (schiefe Ebene) eine 30-Grad-Gewichtsverlagerung bewirken. Das Hilfsmittel lässt sich nachts leicht herausnehmen, ohne den zu Pflegenden zu wecken.**

👎 Das von Florence Nightingale (um 1853) empfohlene zweistündliche Umlagern gilt nicht als Standardpflege, sondern als Minimum. Ohne individuellen Bewegungs- und Lagerungsplan ist der zu Pflegende gefährdet.

👎 Wechseldruckmatratzen ersetzen nicht das Umlagern. Sie sollten nicht kleinzellig sein, sondern große Kammern haben. Es darf nur ein lockeres Tuch aufgelegt werden. Dicke Krankenunterlagen verhindern den Wechseldruck.
Der Druck der Matratzen muss dem jeweiligen Gewicht des zu Pflegenden entsprechend eingestellt werden.

👎 Die Gewichtsverlagerung durch Unterlegen eines Kissens oder einer Decke darf nicht zu steil und damit für den zu Pflegenden unbequem sein.

---

§ OLG Köln am 04.08.1999: „Das Auftreten von Dekubiti ist durch entsprechende Maßnahmen immer vermeidbar."

↻ Selbstständige „Entlagerungen" des zu Pflegenden sind zu dokumentieren.

☞ Bobath-Konzept®, Dekubitusprophylaxe

✍

Lagerung (VATI-Lagerungen)

- **Die V-Lagerung entlastet zum Teil die Dornfortsätze der Wirbelsäule von Druck (Dekubitusprophylaxe). Sie bietet eine erhöhte Lage der Arme und hat eine atemerleichternde Wirkung (Pneumonieprophylaxe).**
- **Mit der T-Lagerung kann eine Druckfreiheit der Schulterblattspitzen sowie des unteren Rippenbogens erreicht werden.**

- Die A-Lagerung eignet sich nicht zur Dekubitusprophylaxe, weil die Kreuzbeinregion (im A-Schenkel) aufliegt. Sie dient allein der Pneumonieprophylaxe.
- Die VATI-Lagerungen sollen nicht kontinuierlich, sondern vorübergehend (für ca. 10–20 min) erfolgen. Besonders die I-Lagerung ist sehr unbequem (instabil).
- Wassermatratzen und ringförmige Hohllagerungen schaffen weder Druckreduktion noch eine vollständige Freilagerung, sondern erhöhen die Kontrakturgefahr sowie die Immobilität und damit die Dekubitusgefahr.

L

Nach dem Expertenstandard „Dekubitusprophylaxe in der Pflege" soll das Pflegepersonal die Lagerungs- und Transfertechniken sowie Mikrobewegungen beherrschen.

---

§ SG Hildesheim am 28.10.1999: „Eine Anti-Dekubitus-Matratze erfüllt bereits die Voraussetzungen eines Hilfsmittels medizinischer Vorsorgeleistung, somit besteht ein Kostenerstattungsanspruch nach § 23 SGB V gegen die zuständige Krankenkasse.

☞ Dekubitusprophylaxe, Mikrobewegungen, Lagerung (30-Grad-Seitenlagerung), Pneumonieprophylaxe

---

✍

Medikamente richten

- **Der ungekürzte Name, die Verabreichungsform und die Dosierungseinheit werden dreimal kontrolliert: Beim Greifen aus dem Schrank, beim Herausnehmen aus der Packung und beim Zurückstellen.**
- **Die „R"-Regeln lauten:**
  1. **Richtige Person**
  2. **Richtiges Medikament**
  3. **Richtige Dosis und Konzentration**
  4. **Richtiger Zeitpunkt**
  5. **Richtige Zeitdauer**
  6. **Richtiger Applikationsort**
  7. **Richtige Applikationsart**
  8. **Richtige Lagerung der zu pflegenden Person**
  9. **Richtige Medikamentenaufbewahrung**
  10. **Richtige Medikamentenzubereitung**
  11. **Richtige Qualifikation der Pflegeperson**
  12. **Richtige Medikamentenentsorgung**
  13. **Richtige Kontrolle der Wirkung.**

- Eine fehlerhafte Medikamentenapplikation darf nicht aus Scham oder aus Angst vor Konsequenzen verheimlicht werden, sondern ist sofort dem Arzt mitzuteilen.
- Tropfen dürfen nicht früher als 60 Minuten vor der Verabreichung gestellt werden und sind abzudecken.

---

§ Das Richten von Medikamenten erfolgt durch eine geeignete (dreijährig ausgebildete) Pflegefachkraft und zählt zur Behandlungspflege. Diese soll z. B. gemäß § 37 Abs. 2 SBG V die ärztliche Behandlung sicherstellen.

☞ Betäubungsmittel richten, künstliche enterale Ernährung

✍

M

Finden Sie die Pflegefehler in diesem Suchbild:

Abb. 8 Medikamente richten

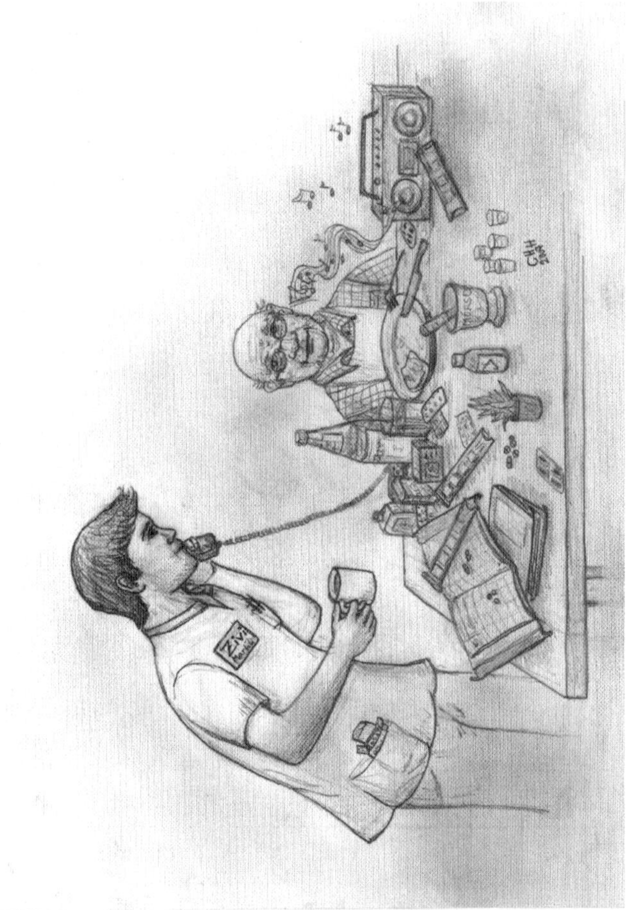

Medizinische Thrombo-Embolie-Strümpfe (MTS)

- **Beginn und Beendigung der MTS-Therapie werden vom Arzt angeordnet. Die Strümpfe werden im Liegen, beim Sitzen oder Schlafen, auch nachts, 24 Stunden lang getragen, zur Körperpflege vorübergehend ausgezogen und je nach Verschmutzung etwa alle zwei Tage ausgewechselt.**
- **Klagt der zu Pflegende über Schmerzen und Brennen, muss der Strumpf ausgezogen werden und das Bein auf Druckstellen kontrolliert werden. Bei Druckstellen sind MTS kontraindiziert, weil sie den wundheilungsschädigenden Druck noch erhöhen würden.**
- **Zum Abmessen der richtigen Strumpfgröße werden die Beinlänge vom Trochanter major (großen Rollhügel) bis zum Fußknöchel sowie jeweils der größte Umfang des Ober- und des Unterschenkels bestimmt.**

M

- Zu große Strümpfe haben keinen komprimierenden Effekt. Zu kleine Strümpfe führen zu Abschnürungen. Ebenso abschnürend und thrombosegefährdend (!) sind Falten. Der zu Pflegende äußert dann Schmerzen, Brennen und Taubheitsgefühle.
- Vor dem Ausmessen und Anziehen der MTS darf nicht vergessen werden, die Beine zu entstauen. Dazu muss der zu Pflegende mindestens 10 Minuten mit leicht erhöhten Beinen im Bett liegen.
- Bläuliche Verfärbungen (Zyanose) unter den Zehennägeln darf nicht übersehen werden (regelmäßige Inspektion des Sichtfensters der MTS). Sie weist auf eine arterielle Durchblutungsstörung (Kontraindikation!) hin.

☞ Kompressionsverband, Thrombo-Embolie-Prophylaxe

✍

Mikrobewegungen

- **Kaum bemerkbare Lagewechsel und Gewichtsveränderungen (z. B. Wenden des Kopfes von einer Seite zur anderen oder Umpositionieren der Kissen) ergeben eine effektive Dekubitusprophylaxe.**
- **Solche Mikrobewegungen sollen im Idealfall vom zu Pflegenden selbst ausgeführt werden. Dazu ist dieser gut anzuleiten und zu beaufsichtigen.**
- **Nur wenn dies nicht mehr möglich ist, soll die Unterstützung erfolgen, die sich nach den Wünschen des zu Pflegenden, dessen Tagessituation sowie Aufenthaltsort (z. B. Pflegebett, -sessel, Bad, Flur) richtet.**
- **Insbesondere für Schmerzpatienten ist das sanfte Umpositionieren und „portionsweise" Bewegen (z. B. der „Massen" wie Schulterblättern, Arme und Beine) geeignet. Lagerungsmittel müssen eben nicht komplett neu angelegt, sondern lediglich ein Stück verschoben werden. Mikrobewegungen bewirken also eine milde wahrnehmungsfördernde und schmerzarme Form der Prophylaxe.**

M

Das Liegen auf mehreren (zu vielen) Kissen kann vom zu Pflegenden als unangenehm empfunden werden. Die Pflegefachkraft darf nicht vergessen, die/den Pflegebedürftige/n nach jeder Mikrobewegung und nach jeder Lagerung zu fragen, ob sie/er bequem liegt.

Das Kuratorium Deutsche Altershilfe empfiehlt durchgeführte Mikrobewegungen von 8-20 Uhr viertelstündlich und von 20–8 Uhr zweistündlich zu dokumentieren.

☞ Dekubitusprophylaxe, Kinästhetik

✍

Mundpflege

- **Die professionelle Inspektion der Mundhöhle erfolgt mit Taschenlampe und Mundspatel. Zur Zungenreinigung können eine Zahn-, Zungenbürste oder Kompressen verwendet werden. Bei mangelnder Kooperation des Patienten werden die Lippen mit getränkten Tupfer mit einem favorisiertem Getränk (Biografie) berührt, damit der zu Pflegende besser mitmacht.**
- **Die Mundhöhle wird immer in Richtung „von hinten nach vorn" ausgewischt (Keimverschleppung).**
- **Salbeitee desinfiziert, gerbt die Schleimhaut (macht sie widerstandsfähig) und fördert die Speichelsekretion; Kamillentee wirkt entzündungshemmend. Mundpflegestäbchen eignen sich nur kurzfristig (weil austrocknend) zur Mundpflege, z. B. postoperativ.**

- Mund- und Rachendesinfektionsmittel (z. B. mit dem Wirkstoff Chlorhexidin) dürfen nicht routinemäßig eingesetzt werden. Sie können die Mundflora zerstören und dürfen nur nach ärztlicher Anordnung appliziert werden.
- Fehlende Einmalhandschuhe, mangelnde Händehygiene und unsaubere Utensilien erhöhen die Infektionsgefahr.
- Bei Verwendung von Klemmen muss die Einmalkompresse die Klemmenspritze komplett umschließen, damit diese keine Schleimhautverletzungen verursacht.

Mögliche Pflegezielformulierungen zur Mundpflege sind:

- Saubere, feuchte, intakte Mundschleimhaut,
- Unabhängige und selbstständige Mundpflege.

☞ Basale Stimulation®, Medikamente richten, Zahnpflege

✍

M

Nagelpflege

👍 **Die Fingernägel werden oval-rund (nach der Form der Fingerkuppe) geschnitten, um das Fingerspitzengefühl zu erhalten.**

👍 **Beim Schneiden der Fußnägel werden die Nägel gerade geschnitten, damit sie nicht einwachsen. Die Ecken der Fußnägel werden nicht mit der Nagelschere ausschnitten (Verletzungsgefahr), sondern mit der Nagelfeile sanft gefeilt. Alle Gegenstände werden vor und nach Gebrauch desinfiziert.**

👍 **Bei Diabetes mellitus erfolgt die Fußpflege wegen des hohen Verletzungs- und Wundinfektionsrisikos durch speziell geschultes Fachpersonal, um Mikroverletzungen am Fuß zu minimieren.**

👎 Durch zu enge Schuhe oder auch durch falsches Nägelschneiden können eingewachsene Nägel bakterielle Weichteilentzündungen am Fußnagelrand hervorgerufen. Der Nagel wächst dann nach unten gekrümmt in Richtung Knochen ein und entzündet sich. Die Entzündung kann sich auf den weiteren Zeh ausweiten (Panaritium).

👎 Bei offensichtlich abgeklungenen Nagelpilzerkrankungen darf die antimykotische Salbe nicht abgesetzt werden, weil der Pilz in der Regel sehr widerstandsfähig ist. Die Salbe ist (gemäß ärztlicher Anordnung) weiterhin dünn aufzutragen. Befallene Partien sind separat zu waschen.

👎 Die Fingernägel der Pflegepersonen selbst sollen geschnitten, sauber und nicht lackiert sein, weil sich unter dem Nagellack Bakterien vermehren können. Sie gelten als „Visitenkarte" (Vorbildfunktion).

☞ Fußpflege, Ganzkörperwaschung, Individualhygiene

✍

Nahtod-Erfahrungen (NTE)

- **NTEs stellen ein schwer zu verarbeitendes, für den Betroffenen reales Erlebnis dar. Nahtod-Erfahrene fürchten sich vor Diskriminierung. Pflegende sollten ihnen vorurteilsfrei und empathisch begegnen.**
- **Unbedachte Äußerungen bei Reanimationen sowie bei der Pflege Bewusstloser sind zu vermeiden. Es ist bewiesen, dass diese Patienten oft in der Lage sind, später alle Geschehnisse (inklusive der Personalgespräche) bis ins kleinste Detail wiederzugeben. Die Regel gilt auch für die Pflege von Apallikern und hirntoten Patienten, während Operationen sowie bei der Versorgung Verstorbener.**
- **Nach Reanimation und/oder Bewusstlosigkeit ist an eine eventuell durchgemachte NTE zu denken. Mittels Gesprächen sowie schriftlichen Informationen (z. B. Broschüren) kann auf NTE aufmerksam gemacht werden.**

- Keine Versuche unternehmen, vor Betroffenen die NTE wissenschaftlich zu erklären (NTE nicht in Frage stellen).
- Nahtod-Erfahrene nicht gezielt auf ihre Erfahrungen ansprechen. Sie sind anfangs nicht in der Lage, darüber zu reden und benötigen Zeit zur eigenen Akzeptanz.

Studien ergaben, dass mindestens 3,3 Millionen Deutsche eine NTE erlebt haben, so dass Pflegende immer wieder betroffenen Menschen begegnen.

Erste Hilfe, Gesprächsführung, Versorgung Verstorbener

N

Nasenpflege

- **Bei gesunden Menschen ist aufgrund der nasalen Selbstreinigungsfunktion die spezielle Nasenpflege unnötig. Sie erfolgt insbesondere bei bewusstlosen, beatmeten oder sterbenden Patienten sowie bei Säuglingen und Kleinkindern und bei Trägern von Nasensonden.**
- **Der zu Pflegende wird über die Durchführung informiert und in eine halbsitzende Position gebracht.**
- **Die Nasenhöhle wird gründlich inspiziert (Entzündungszeichen beachten), Borken können mit Öl aufgeweicht werden.**
- **Jeder Watteträger wird nur einmal verwendet. Die Pflegenden tragen Einmalhandschuhe (Gefahr der Keimverschleppung).**

- Zur Reinigung der Nase darf der angefeuchtete Watteträger nicht weiter als in den Bereich der Nasenflügel eingeführt werden (Verletzungsgefahr).
- Bei Verwendung transnasaler Magensonden und Sauerstoffkathetern kann es zu Druckstellen (Nasenflügeldekubitus) kommen. Außerdem kann der Nasensekretabfluss erschwert sein (Infektions-/Pneumoniegefahr). Transnasale Sonden sollen ca. alle drei Tage gewechselt werden (rechtes/linkes Nasenloch). Die Sonde darf nicht versehentlich gezogen werden (auf Markierung achten).
- Bei Fixierung der Sonde mittels Pflaster auf der Nase wird dieses nicht immer wieder auf dieselbe Hautstelle geklebt, um Hautbelastungen zu vermeiden.

☞ Dekubitusprophylaxe, Künstliche enterale Ernährung, Pneumonieprophylaxe, Sauerstofftherapie

---

✍

N

Obstipationsprophylaxe

- **Durch Mobilisation lassen sich die Darmperistaltik und damit die Verdauung anregen. Toilettengänge, feste Defäkationszeiten und ausreichende Flüssigkeitszufuhr wirken der Obstipation entgegen.**
- **Zur Unterstützung und Anregung der Darmentleerungsmotorik kann der zu Pflegende selbst oder die Pflegeperson im Verlauf der Dickdarmpassage eine Colonmassage (kreisförmig) durchführen.**
- **Empfehlenswerte abführende (ballaststoff- und faserhaltige) Speisen sind Obst und Gemüse, eingeweichtes Dörrobst sowie ein Glas lauwarmes Wasser nach dem Aufstehen anstelle von stopfender Kost wie Weißbrot, Bananen und Schokolade.**

- Langfristige und oft ohne ärztliche Anordnung erfolgte Einnahmen von Laxanzien (Abführmittel) beeinträchtigen die normale Funktion der Darmschleimhaut und führen zu Flüssigkeits- und Kaliumverlust. Das verschlimmert die Verstopfung, weil vermehrt Wasser rückresorbiert und die Darmperistaltik reduziert wird (Abususgefahr).
- Abführmittel wie Rizinusöl oder Pflaumensaft schädigen die Darmflora und verursachen Durchfall.
- Eine digitale rektale Ausräumung ist die „Ultima Ratio". Sie erfolgt nur auf ärztliche Anordnung und ist für den zu Pflegenden unangenehm und schmerzhaft.

Ein Stuhlprotokoll dient neben der Dokumentation der Stuhlbeobachtung (Häufigkeit, Konsistenz, Menge) auch dem Erreichen fester/gewohnter Stuhlentleerungszeiten.

Dehydratationsprophylaxe, Medikamente richten

Ohrenpflege

- **Im Rahmen der Ganzkörperwaschung wird das äußere Ohr gereinigt und auf Veränderungen (Haut hinter der Ohrmuschel sowie auf Sekretaustritt) beobachtet.**
- **Bei einem Ohrenschmalzpfropf kann der Arzt eine Ohrenspülung mit körperwarmem Wasser und einer großen Spritze (Wasserbalg) durchführen. Anschließend wird der Gehörgang mit einem Wattebausch verschlossen.**
- **Bei Hörgeräten müssen die Batterien polrichtig eingesetzt und vor Gebrauch die Funktionstüchtigkeit geprüft werden (ein funktionierendes Hörgerät piept in der hohlen Hand).**

- Wattestäbchen oder sonstige spitze Gegenstände eignen sich nicht zur Ohrenpflege. Sie dürfen nicht in den äußeren Gehörgang eingeführt werden (Verletzungs- und Kontaminationsgefahr). Cerumen (Ohrenschmalz) ist physiologisch und wirkt bakterizid und fungostatisch (tötet Bakterien ab und hemmt das Pilzwachstum).
- Bei entzündeten Ohren sowie bei Hauterkrankungen wie Ekzemen im Bereich der Ohren darf keine Ohrspülung durchgeführt werden.
- Hörgeräte sind vor der Körperpflege, dem Duschen und Baden sowie nachts, wenn keine Unterhaltung gewünscht wird, abzunehmen, auszustellen und in einer speziellen Schatulle sicher aufzubewahren (Vermeidung von Wasserschaden und unnötigem Batterieverbrauch).

☞ Ganzkörperwaschung, Medikamente richten

✍

O

Pflegeevaluation

👍 **Wird im Rahmen der Pflegevisite beim Soll-Ist-Vergleich der Pflegeziele festgestellt, dass ein Pflegeziel nicht erreicht wurde oder neue Probleme und Ressourcen hinzugekommen sind, beginnt der Pflegeprozess von vorn.**

👍 **Eine Evaluation (bewusste Überprüfung der Wirksamkeit der Pflege) erfolgt auch bei der Übergabe und mehr oder weniger unbewusst während und nach der Pflege. Die Pflegewirkung muss, wie alle pflegerelevanten Aspekte, dokumentiert werden.**

👍 **Sie deckt Probleme auf, dient als Qualitätsgewinn für den zu Pflegenden sowie als Bestätigung und Motivationsverstärker für die Pflegeeinrichtung.**

👎 Unvorhersehbare Ereignisse können die Pflegewirkung beeinflussen. Sie dürfen nicht als Schicksal hingenommen werden, sondern verlangen vom Pflegeteam eine professionelle und flexible Begegnung.

👎 Unsachgemäß ausgeführte Pflegemaßnahmen müssen objektiv betrachtet werden und dürfen keiner subjektiven (Sympathie/Antipathie) sowie fachlich unbegründeten Prioritätensetzung unterliegen.

👎 Bei der Übergabe sollen Informationen über alle zu Pflegenden gegeben werden. Auch wenn nicht viel geschehen ist, sind die vermeintlich unveränderten Aspekte regelmäßig vom Pflegeteam zu evaluieren.

---

§ Die Notwendigkeit der Pflegeplanung und ihre kontinuierliche Bearbeitung wird im § 80 SGB XI vorgeschrieben.

☞ Anamnese, Pflegevisite, Pflegedokumentation

✍

P

Pflegemaßnahmen formulieren

👍 **Pflegemaßnahmen sind konkret zu formulieren und sollen möglichst Antwort auf folgende Fragen geben:**

- **Wer?**
- **Was?**
- **Wann?**
- **Wie?**
- **Wie oft?**

👍 **Die geplanten Pflegemaßnahmen müssen diesen Inhalten entsprechend formuliert werden und stellen sich für das gesamte Pflegeteam als verbindlich dar. Abweichungen davon müssen dokumentiert und umfassend begründet werden.**

👍 **In den Vordrucken für die Pflegeplanung ist die Spalte für die Pflegemaßnahmen besonders groß, weil hier (im Gegensatz zu den Problemen, Ressourcen und Zielen) nicht kurz und knapp, sondern detailliert formuliert werden muss.**

👎 Bloße Überschriften zur Formulierung von Pflegemaßnahmen wie z. B. „Dekubitusprophylaxe" sind zu ungenau und müssen ausführlicher notiert und spezifiziert werden, weil es viele verschiedene Möglichkeiten zur Dekubitusprophylaxe gibt, die individuell an die Pflegesituation zu planen und anzupassen sind.

👎 Es wird für den zu Pflegenden geplant. Tätigkeiten, die primär für die Pflegeperson relevant sind, wie Anziehen von Handschuhen, rückenschonendes Arbeiten, kein Recapping, Non-Touch-Methode usw. sind keine Pflegemaßnahmen und bleiben unerwähnt.

☞ Dokumentation, Teamarbeit

✍

Pflegeprobleme und Ressourcen formulieren

Pflegeprobleme können sein:

- **generell (typisch, voraussehbar),**
- **verdeckt (vermutet, unbewusst),**
- **aktuell (direkt, tatsächliche Schwierigkeit),**
- **potenziell (indirekt, drohende Gefahr).**

Pflegeprobleme sollen exakt, kurz und knapp, wertfrei (objektiv) sowie detailliert formuliert werden.

Ressourcen werden genutzt, um Selbstheilungskräfte zu fördern (Bedeutung der aktivierenden Pflege).

Dem zu Pflegenden dürfen keine Pflegeprobleme routinemäßig aufgezwungen werden. Z. B. stellt ein Hörgerät, das der zu Pflegende perfekt bedienen kann, kein Pflegeproblem, sondern eine Ressource dar.

Medizinische Diagnosen als Problemformulierung liefern der Pflegeplanung keine exakt pflegerelevanten Daten, sondern sind individuell und spezifisch zu konkretisieren.

Ressourcen dürfen nicht als selbstverständlich gelten, sondern sind wie die Probleme konkret aufzulisten.

Massive Rechtschreibfehler bestätigen pauschalierende Vorurteile gegenüber Pflegenden (z. B. geringe Intelligenz und Kompetenz) und stigmatisieren die Berufsgruppe. Orthografie- und Formulierungsfehler (z. B. in Verhandlungen mit dem Medizinischen Dienst) beeinflussen das Ansehen und Vertrauen in der Öffentlichkeit negativ.

Pflegediagnosen sind für die Praxis nur bedingt geeignet, weil eine vorgegebene (standardisierte) Struktur die individuelle Pflege nicht gänzlich abbilden kann.

Aktivierende Pflege, Pflegestandard

P

Pflegestandards

👍 **Die Standardisierung von Pflegemaßnahmen zur Erreichung eines Pflegeziels erleichtert die Dokumentation. Pflegestandards dienen dazu, eine zufällige Pflege zu vermeiden und eine einheitliche Pflege zu fördern.**

👍 **Weil die individuellen Ressourcen in Pflegestandards nicht erfasst werden können, muss in der Praxis zum Teil von Standards abgewichen werden.**

👍 **Standards sollen ablauf- und problembezogen sein und in Pflegeprobleme, -ziele und -maßnahmen gegliedert werden. Weitere Inhalte:**

- **Vorbereitung des Materials,**
- **Vorbereitung des zu Pflegenden,**
- **Durchführung,**
- **Nachbereitung,**
- **Erstellungs- und Kontrolldatum,**
- **Qualifikation der durchzuführenden Person,**
- **Quellenangabe.**

👎 Situative und umgebungsabhängige Bedingungen (z. B. verschlechtertes Krankheitsbild des zu Pflegenden, ein defektes Hilfsmittel) dürfen bei der Verwendung von Standards nicht übersehen werden. Sie können zu Abweichungen vom Standard führen und müssen in der Pflegedokumentation notiert und begründet werden.

👎 Pflegestandards dürfen nicht unreflektiert übernommen werden. Zur Verinnerlichung und Aktualisierung sind z. B. regelmäßige einrichtungsinterne Erarbeitungen und Überarbeitungen notwendig (Qualitätszirkel).

☞ Pflegemaßnahmen formulieren, Qualitätszirkel

✍

P

Pflegevisite

👍 **Die Pflegevisite erfolgt in einem individuell festgelegten, regelmäßigen Turnus als Übergabe am Bett des im Vordergrund stehenden zu Pflegenden. Mit Einführung der DRG (Diagnosis Related Groups) wird sie im Krankenhaus vermehrt eingesetzt.**

👍 **Zu erörtern sind jeweils die Qualität der individuellen Pflegeprobleme, Ressourcen, Ziele und Maßnahmen und, ob das gewonnene Bild vom zu Pflegenden mit der Planung und Dokumentation übereinstimmt.**

👎 Die Informationssammlung darf nicht lückenhaft sein. Erforderlich sind möglichst umfassende Angaben der persönlichen, psychosozialen, pflegerischen und medizinischen Daten des zu Pflegenden.

👎 Probleme und Ressourcen dürfen nicht verkannt oder falsch eingeschätzt werden. Ziele sollen realistisch und Maßnahmen nicht pauschal und unverbindlich sein.

👎 Die ärztliche Visite, bei der die medizinischen Aspekte im Vordergrund stehen, darf nicht als Ersatz der Pflegevisite dienen. Die gemeinsame Durchführung beider Visiten (vom pflegerischen und therapeutischen Team) ist angesichts der klaren Kommunikationswege für alle vorteilhaft.

👎 Die Visite dient nicht primär der Mitarbeiterbeurteilung, sondern der Überprüfung des Pflegeprozesses.

---

§ Die Pflegevisite ist nicht gesetzlich vorgeschrieben. Sie wird freiwillig eingesetzt. Das Pflegequalitätssicherungsgesetz (PQsG) legt nicht fest, welches Instrument zur Qualitätssicherung Anwendung finden muss.

☞ Anamnese, Pflegeevaluation, Teamarbeit

✍

Pflegeziele formulieren

- **Nah- und Teilziele beschreiben Teilergebnisse, die in überschaubarer Zeit als Fortschritte erreicht werden können. Sie enthalten Zeitangaben zur Evaluation. Als Grundsatz gilt: „kein Fernziel ohne Nahziel".**
- **Ein Ziel ist ein erstrebenswerter Zustand, der dementsprechend positiv sowie konkret formuliert wird, erreichbar und überprüfbar sein muss.**

- Zu pauschale Ziele wie „Frau/Herr... fühlt sich wohl" sind selbstverständliche Grundhaltungen, die nicht konkretisiert wenig nützlich und nicht objektiv überprüfbar sind.
- Unreflektiert übernommene Formulierungshilfen sind zu pauschal und müssen stets individualisiert werden.
- Eine „Soll-Formulierung" dient dem Erlernen von Zielformulierungen. Sie kann – kritisch betrachtet – aber die Evaluation erschweren, weil der Zieltag oft nur geschätzt werden kann. Sie ist somit möglichst zu vermeiden. Stattdessen sind Formulierungen wie „ist", „wird", „kann", „hat" verbindlicher und schaffen mehr Zielbewusstsein.

P

§ Wichtige Rehabilitationsziele sind laut § 4 Abs. 2 SGB IX: Vermeidung, Überwindung, Minderung und Verhütung der Verschlimmerung von Pflegebedürftigkeit.

Formulierungshilfen für Pflegeziele:

- Herr... trocknet sich unter Anleitung selbstständig ab. (Evaluationsdatum 31.03.2008)
- Frau... geht mit Hilfe (Rollator) selbstständig bis... (Evaluationsdatum: 15.04.2008)

☞ Anamnese, Pflegeevaluation

✍

Pneumonieprophylaxe

- **Relevante Ziele zur Vorbeugung einer Lungenentzündung sind die Lösung von Sekretansammlungen, freie Atemwege und eine gute Lungenbelüftung.**
- **Einfache Pflegemaßnahmen sind Frischluftzufuhr, Luftfeuchtigkeit etwa 35–70 %, Flüssigkeitszufuhr und Mobilisation zur Erleichterung des Abhustens.**
- **Zur Unterstützung der Atemhilfsmuskulatur erfolgt die Oberkörperhochlagerung. Dazu wird das Kopfteil des Betts etwa 30–40 Grad hochgestellt. Die Arme können zusätzlich auf Kissen gelagert werden.**

- Trockene Mundschleimhäute verstärken die Infektionsanfälligkeit sowie absteigende Infektionen und die Pneumoniegefahren. Zu hohe Luftfeuchtigkeit kann jedoch das Wachstum von Schimmelpilzen fördern.
- Der zu Pflegende darf weder Flüssigkeit und Nahrung noch Sputum aspirieren. Die Gefahr besteht besonders bei fehlendem oder gestörtem Schluckreflex.
- Nach Schlaganfall, Blutungen der oberen Atemwege, akuten Herzrhythmusstörungen, Thrombose, Lungenembolie, Knochenmetastasen und bei Osteoporose sind Abklopfen und Vibrationen zur Sekretlösung auf dem Rücken kontraindiziert. Die Wirbelsäule und die Nieren werden grundsätzlich nicht beklopft.

Zur Erfassung der Pneumoniegefährdung kann die Atemskala (nach Christel Bienstein) verwendet werden. Sie enthält Risikofaktoren, die von der Pflegeperson beurteilt und bepunktet werden müssen.

☞ Absaugen, Aromatherapie, Aspirationsprophylaxe

✍

Psychiatrische Pflege

👍 **Psychiatrische Pflege erfordert eine langfristige Beziehung mit ausführlicher, aktueller und ganzheitlicher Anamnese (Vertrauensaufbau) sowie professionelle Bezugspersonen mit guter Selbstreflexion.**

👍 **Durch tagesstrukturierende Maßnahmen, Arbeits- und Freizeitgestaltung kann im Umfeld des zu Pflegenden Verständnis füreinander geweckt werden (z. B. bei Angehörigen und Kollegen).**

👍 **Wichtige Beobachtungskriterien sind z. B. die äußere Erscheinung, Sozialverhalten, Orientierung, Schlaf, Stimmung, Antrieb, Kommunikation und medikamentöse Auswirkungen.**

👎 Die eigenen Grenzen des psychiatrischen Pflegeteams müssen möglichst im Vorfeld erkannt und konsequent berücksichtigt werden, z. B. Betreten des Patientenzimmers zu zweit (Gefährdung des Personals).

👎 Unreflektiertes und unüberprüftes Handeln erschwert den Umgang mit dem zu Pflegenden. Psychiatrische Symptome (wie Angst, Unruhe, manisch-depressive Verstimmung, Aggression, Antriebslosigkeit, Wahnideen und Halluzinationen) müssen individuell zugeordnet werden, um angemessen reagieren zu können.

P

---

§ In Anlehnung an die Psychiatrie-Personal-Verordnung lässt sich die psychiatrische Pflege unterteilen in:

- Einzelfallbezogene Aufgaben,
- Gruppenbezogene Aufgaben,
- Umfeldbezogene Aufgaben.

☞ Anamnese, Desorientierungsprophylaxe, Teamarbeit

✍

Pulskontrolle

Bei rhythmischem Puls werden die Pulsschläge an der Daumenseite des Handgelenks 15 Sekunden lang gezählt und mit 4 multipliziert. Normalwerte:

- **Säuglinge: ca. 120–140 Schläge/Minute,**
- **Kleinkinder: ca. 90–100 Schläge/Minute,**
- **Jugendliche: ca. 70–90 Schläge/Minute,**
- **Erwachsene: ca. 60–80 Schläge/Minute.**

Beispiele für pathologische Pulswerte sind:

- **tachykard (> 100 Schläge/Minute),**
- **bradykard (< 60 Schläge/Minute),**
- **arrhythmisch (unregelmäßige Schläge).**

Bei einem Druckpuls fühlt sich der Puls hart an und kann sichtbar sein (z. B. nach körperlicher Bewegung oder bei Hirndruckerhöhung). Fadenförmiger Puls ist schwer tastbar und beschleunigt (z. B. bei Schock, hohem Blutverlust und kurz vor dem Tod).

Bei unregelmäßigem und sehr langsamem Puls muss eine ganze Minute lang (nicht nur 15 Sekunden) kontrolliert werden, um Arrhythmien erfassen zu können.

Der eigene Daumen ist für das Pulszählen ungeeignet, weil er selbst einen stark fühlbaren Puls hat und sonst die Pflegekraft versehentlich ihren eigenen Puls kontrolliert.

Seit 2007 gelten die vereinfachten Internationalen Richtlinien zur Reanimation. Da sich die Pulskontrolle als unzuverlässig erwies, wird sie im Rahmen der Herzdruckmassage weggelassen. Die Pulskontrolle soll erst bei wiedereinsetzender Atmung erfolgen.

☞ Blutdruckkontrolle, Erste Hilfe

✍

P

Qualitätszirkel

- **Sie eignen sich zur Erarbeitung und Einbringung von Verbesserungsvorschlägen zu festgelegten Themen.**
- **Die Zusammensetzung des Qualitätszirkels (etwa fünf bis sechs Personen) kann multiprofessionell (verschiedene Berufsgruppen) oder professionsgebunden (eine Berufsgruppe) sein.**

- Angst vor Repressalien (Druck) kann die Kreativität einer Gruppe negativ beeinflussen. Darum sollten die Mitglieder des Zirkels aus derselben Hierarchieebene stammen.
- Ein nicht eindeutig festgelegtes Thema (Gefahr der Verzettelung) sowie fehlende Motivation und mangelnde Teamarbeit können Gründe für mangelnde Beteiligungen und Ergebnisse sein.

Der Qualifizierungssicherungskreis nach Norma Lang sieht folgende Aspekte in dieser Reihenfolge vor:

1. Themenwahl,
2. Formulieren von Werten (gemäß Pflegeleitbild),
3. Festlegen von Standards und Kriterien (bezüglich der Struktur-, Prozess- und Ergebnisqualität),
4. Erheben von Daten (Ist-Zustand),
5. Qualitätsbeurteilung (Soll-Ist-Vergleich),
6. Änderungsplan,
7. Ausführung der Änderungen.

---

§ § 80 SGB XI schreibt unter anderen vor, dass zugelassene Pflegeeinrichtungen verpflichtet sind, sich an Maßnahmen zur Qualitätssicherung zu beteiligen.

☞ Pflegestandards, Pflegevisite, Teamarbeit

✍

Realitätsorientiertes Training (ROT)

👍 **Um in einer neuen Umgebung Halt und Orientierung zu gewinnen, sind besonders in der Altenpflege ein verlässliches Milieu und ein gleichmäßiger Lebensrhythmus hilfreich.**

👍 **Beispiele für Realitätsorientiertes Training:**
- **gut lesbare Namenschilder, wiederholtes Vorstellen,**
- **Grüßen (Namen des zu Pflegenden aussprechen),**
- **Realitätsanker (große Analoguhren und Kalender),**
- **Tafeln mit aktuellem Wochentag samt Datum,**
- **aufmerksamkeitsfördernde Orientierungshilfen, wie z. B. ein Foto von einem Badezimmer an der Badtür,**
- **Nachrichtenrunde, Tagesausblick und -rückblick,**
- **Pflegerische Maßnahmen dem Patienten vor, während und nach der Durchführung mitteilen, bis er weiß, was geschieht und weniger unsicher ist.**

👍 **Eine realitätsorientierte Begrüßung könnte lauten: „Guten Morgen, Frau Meier, heute ist Donnerstag, der 25. November 2008. Es ist jetzt 7.30 Uhr und Zeit zum Aufstehen und zum Frischmachen".**

👎 Durch ständiges Korrigieren darf der zu Pflegende nicht überfordert, bloßgestellt und frustriert werden, weil er immer wieder mit seinen Defiziten und seiner veränderten Wahrnehmung konfrontiert wird.

👎 Realitätsorientiertes Training darf nicht zu starr und zu wenig empathisch gegenüber dem zu Pflegenden angewandt werden. Bei der Konzentration auf die äußere Realität darf seine innere Gemütslage nicht übersehen werden.

☞ Desorientierungsprophylaxe, Validation

✍

Reinigungseinlauf

- **Während der Durchführung soll der zu Pflegende auf der linken Körperseite liegen, weil die Einlauflösung entsprechend des Dickdarmverlaufes (absteigender Abschnitt) besser einfließen und wirken kann.**
- **Äußert der zu Pflegende Schmerzen, muss der Einlauf sofort abgebrochen werden (Arztinformation).**
- **Die Einlaufflüssigkeit sollte körperwarm (37 °C) sein. Sie kann nach ärztlicher Anordnung chemische Zusätze (z. B. zwei in 1 Liter aufgelöste abführende Suppositorien, ein Klistier etc.) enthalten.**

- Bei unklaren Bauchbeschwerden (unklarem Abdomen) und beim mechanischen Darmverschluss infolge eines Abflusshindernisses (Ileus) sind Einläufe kontraindiziert, weil der Darm perforieren könnte. Es besteht die Gefahr einer Bauchfellentzündung (Peritonitis).
- Das Einlaufgefäß (Irrigator) darf nicht zu hoch gehalten oder befestigt werden. Hohe Hebe-, Schaukel- und/oder Schwenkeinläufe sind aufgrund des beschleunigten Flüssigkeitseinflusses in den Darm kreislaufbelastend. Das erfordert Puls- und Blutdruckkontrollen.
- Irrigatorschläuche müssen desinfiziert und sterilisiert werden (Keimverschleppungsgefahr). Alternativ werden oben aufgeschnittene Einmalbeutel verwendet.

Weil Einläufe sehr in die Intimsphäre eingreifen, werden sie seltener durchgeführt. Sie werden weniger als abführender, sondern mehr als reinigender Einlauf (vor Darmspiegelungen und -operationen) durchgeführt.

☞ Intimsphäre wahren, Obstipationsprophylaxe

✍

Rollstuhl bedienen

- **Vor Benutzung des Rollstuhls sind der Luftdruck, die Funktionstüchtigkeit der Bremsen, die Armlehnen sowie die Bein- und Kopfstützen auf Stabilität zu überprüfen, weil sie (meistens) abnehmbar sind.**
- **Für Rollstuhlfahrer sind Hosen mit verkürztem Vorderteil (Hüfthosen) geeignet, damit der Hosenbund nicht auf den Magen drückt.**
- **Bei Gesprächen mit Rollstuhlfahrern auf Blickkontakt auf derselben Körperhöhe (hinsetzen oder in die Hocke gehen) achten, damit sich der Rollstuhlfahrer nicht ausgeschlossen fühlt.**

- Vor dem Hinsetzen in den Rollstuhl sowie beim Aufstehen aus dem Rollstuhl darf nicht vergessen werden, die Bremsen anzuziehen (Sturzgefahr).
- Vor dem Schieben des Rollstuhls müssen beide Füße auf den Fußstützen stehen, weil sie sonst über den Boden schleifen. Finger des Fahrers dürfen nicht in die Speichen geraten (Verletzungsgefahr).
- Bei beinamputierten Rollstuhlfahrern muss der Rollstuhl mit einem Kippschutz ausstattet sein, weil der veränderte Körperschwerpunkt extrem sturzgefährdend ist. Der Rollstuhl könnte sonst nach hinten umkippen.

Ein lehrreiches Selbsterfahrungstraining ist der „Rollstuhlführerschein". Dazu setzt man sich einen Nachmittag lang in einen Rollstuhl, lässt sich durch die Stadt schieben und reflektiert die Rollstuhltauglichkeit der Wege sowie den Umgang unserer Gesellschaft mit Rollstuhlfahrern.

☞ An- und Auskleiden, Kommunikation, Sturzprophylaxe

✍

Sauerstofftherapie

👍 **Die genaue Sauerstoffdosis muss sorgfältig mit Feinregulation eingestellt und kontrolliert und immer ärztlich verordnet werden, weil Sauerstoff ein Medikament ist.**

👍 **Berechnung des Sauerstoffvorrats in einer Flasche:**
Rauminhalt (der Sauerstoffflasche) x Druck = Vorrat
Zur Berechnung muss der Literverbrauch pro Minute bekannt sein. Der Druck ist auf dem Manometer (Druckmesser) ablesbar.

👎 Während und nach der Sauerstofftherapie muss der zu Pflegende beobachtet werden, damit z. B. eine zunehmende Schläfrigkeit, die auf eine Atemlähmung (Atemdepression) hindeutet, nicht übersehen wird. In dem Fall wäre die Zufuhr sofort zu stoppen und Arzt zu rufen.

👎 Es darf kein Fett oder Öl an die Armaturen der Sauerstoffflasche gelangen (Explosionsgefahr). Darum sind vor dem Umgang mit Sauerstoffflaschen die Hände zu waschen und dürfen nicht eingecremt werden.

👎 Verwirrte und unruhige Personen dürfen unter einer Sauerstofftherapie nicht alleine gelassen werden, weil sie z. B. am Feinregulator die Dosis verstellen könnten.

↻ Während der Sauerstofftherapie ist ein Überwachungsprotokoll zu führen mit Angabe der verabreichten Sauerstoffmenge sowie der Verträglichkeit und der Vitalzeichen: Bewusstsein, Atmung, Puls, Blutdruck, Temperatur.

☞ Pneumonieprophylaxe, Pulskontrolle

✍

Schlafunterstützung

Schlafstörungen müssen in Ein- und Durchschlafstörungen (oder beides) differenziert werden. In beiden Fällen ist nach Auslösern (psychische und/oder medikamentöse Ursachen) zu suchen.

Bei einer Behandlung mit Schlafmitteln (Hypnotika) muss die Pflegefachkraft auf erwünschte und unerwünschte Wirkungen achten wie z. B. Verwirrtheit, Muskelschwäche, Gangunsicherheit (Sturzrisiken), körperliche Abhängigkeit (bei Entzug), Toleranzentwicklung (bei Dauereinnahme).

Schlaffördernd sind z. B. eigene Schlafgewohnheiten (feste Schlafrituale), Entspannungstechniken sowie feste Schlaf- und Wachzeiten, nicht zu lange Mittagsruhe, kleine Mahlzeiten am Abend, Koffein und Nikotinverzicht, Baldrian-, Melissen- oder Hopfentee.

Schlafmittel werden nach strenger ärztlicher Anordnung nur in der Zeit von ca. 21–22 Uhr verabreicht, weil sie sonst tagsüber wirken (Hangover-Effekt) und zu einer Tag-Nacht-umkehr führen.

Eine so genannte Wirkungsumkehr (paradoxe Reaktion) von Schlafmittel zeigt sich als Erregungszustand (Unruhe, Schlaflosigkeit, Wachheit). Das erhöht die ohnehin bestehende Gefahr der Abhängigkeit von Schlafmitteln. Darum dürfen sie nicht routinemäßig verabreicht werden.

Ein Schlafprotokoll dient dazu, die Art bzw. die Ursache einer Schlafstörung festzustellen, um gezielte Pflegemaßnahmen dagegen durchführen zu können.

Betäubungsmittel, Depression, Medikamente richten

S

Schmerzprophylaxe

- **Das Empfinden von akuten und chronischen (länger als sechs Monate) Schmerzen ist subjektiv und wird individuell unterschiedlich wahrgenommen.**
- **Numerische Rangskalen (NRS) dienen zur Selbsterfassung der Schmerzintensität. Für Menschen, die mangels kognitiver Leistung nicht mit Zahlenwerten umgehen können (Kinder und demenziell Erkrankte), gibt es visuelle Analog- und Gesichterskalen.**
- **Schmerzäußerungen müssen immer ernst genommen und so gut wie möglich erfasst werden. Wichtig sind: Lokalisation, Zeitdauer, Intensität, Verlauf, Qualität, Art und (soweit möglich) die Ursache der Schmerzen.**
- **Wärme wirkt krampflösend, Kälte hat eine anästhesierende Wirkung und führt zum Abschwellen.**

- Nonverbal ausgedrückte Schmerzen dürfen als warnende Schmerzzeichen nicht übersehen werden (Schonhaltungen, abnorme Bewegungsabläufe, Veränderungen der Mimik und Gestik nach Berührung oder Bewegung).
- Schmerzmittel (Analgetika) dürfen nicht ohne ärztliche Anordnung verabreicht werden, weil sie die Symptomatik abschwächen und die Diagnose erschweren können.

Expertenstandard „Schmerzmanagement in der Pflege":
„Jeder Patient/Betroffene mit akuten oder tumorbedingten chronischen Schmerzen sowie zu erwartenden Schmerzen erhält ein angemessenes Schmerzmanagement, das dem Entstehen von Schmerzen vorbeugt, sie auf ein erträgliches Maß reduziert oder beseitigt."

☞ Betäubungsmittel richten, Medikamente richten

✍

Schweigepflicht

Die Schweigepflicht gilt für alle Ärzte, Sozialarbeiter, Rechtsanwälte, Seelsorger und Pflegekräfte sowie für alle Schüler und Praktikanten.

Rechtfertigungsgründe bei Verletzung der Schweigepflicht können „Einwilligung" und „Notstand" sein. Erlaubt ist die Offenbarung fremder Geheimnisse, die Anzeigepflicht einer Straftat und Meldepflicht nach dem Infektionschutzgesetz (§§ 6 und 7 IfSG).

Die Schweigepflicht endet nicht mit dem Tod des zu Pflegenden, da es als höchstpersönliches Recht nicht vererbt werden kann (Ausnahme: bei höherwertigem Interesse Hinterbliebener).

Es darf keine leichtfertige und sorglose Inanspruchnahme der Notstandsklausel erfolgen. Entscheidend ist immer der Einzelfall. Beispiele dafür sind die Durchsetzung von Interessen (Einklagen von Geldforderungen) im Zivilprozess oder die Verteidigung im Strafprozess.

Die gesamten Dokumentationen (Befunde, Diagnosen, Therapien, Behandlungsplan, Pflegeplan und -bericht) sind nach § 2003 StGB ein fremdes Geheimnis. Darum dürfen einer dem pflegetherapeutischem Team fremden Person keinerlei Auskünfte darüber erteilt werden und die Dokumentationsunterlagen nicht offen herumliegen.

---

§ Drei rechtliche Vorschriften schützen die Privatsphäre:

- Verschwiegenheitspflicht (z. B. § 9 BAT),
- Bundes- und Landesdatenschutzgesetze,
- Strafgesetzbuch (§ 203 StGB).

☞ Anamnese, Dokumentation, Übergabe

✍

S

Sturzprophylaxe

Das Erkennen und Ausschalten von Gefahrenquellen in der Umgebung des zu Pflegenden (wie z. B. Stolperstellen, Dunkelheit, rutschiger Boden, glatte Schuhe, fehlende Haltegriffe) zählt zu den effektivsten vorbeugenden Maßnahmen.

Eine Anti-Rutschmatte erleichtert das sichere Setzen auf einen Stuhl und reduziert das Herunterrutschen, weil die Matte genoppt ist und sich nur in Pfeilrichtung (nach hinten) bewegt.

Ein Stuhlfixiergurt verhindert nicht das Umkippen des Stuhls bzw. das Aufstehen und Fortbewegen mit dem Stuhl (Sturz aufgrund einer Unterlassung der Aufsichtspflicht). Der zu Pflegende ist aus Sicherheitsgründen stets im Blickfeld zu behalten.

Alarmsysteme wie Lichtschranken, Sensormatten und Hausnotrufe können den Sturz nicht verhindern, aber nach dem Sturz rasch Hilfe herbeirufen. Als „totale Überwachung" wäre das jedoch problematisch (Einschränkung des Rechts auf die persönliche Freiheit).

Das Ziel des nationalen Expertenstandards „Sturzprophylaxe in der Pflege" lautet: „Jeder Patient/Bewohner mit einem erhöhten Sturzrisiko erhält eine Sturzprophylaxe, die Stürze verhindert oder Sturzfolgen minimiert."

S

Zur Einschätzung der Gefahr (Tinetti-Motilitätstest) werden Einzelfunktionen des Bewegungsablaufs (wie Balance, Stand und Gangbild) mit Punkten bewertet.

Fixiergurt anlegen (Bauchfixiergurt), Zimmergestaltung

Suizidgefahr

Auslöser für Erwägung, Ankündigung, Entschluss und Handlung eines Suizids können psychiatrische sowie chronische körperliche Erkrankungen, soziale Isolation und Alkoholabhängigkeit sein.

Die Verarbeitung einer Krise kann nicht vorweggenommen, sondern nur unterstützt werden. Krisenbegleiter werden oft zum Ventil für angestaute Emotionen. Eine konstruktive Krisenintervention kann folgendermaßen verlaufen:

1. **Vertrauen aufbauen,**
2. **auslösende Faktoren klären,**
3. **Emotionen (z. B. Angst) des Betroffenen tolerieren,**
4. **Selbsthilfe (Eigeninitiative) fördern,**
5. **Bewältigungsstrategien regelmäßig kontrollieren.**

Von der Bezugsperson wird verlangt, intensiv (oft mehrere Stunden) zuhören zu können. Ratsam ist es, (rechtzeitig) Gesprächspausen sowie den Termin für die Fortsetzung festzulegen und einzuhalten.

Botschaften wie „Steigern Sie sich da doch nicht so hinein" oder „Ach, das wird schon wieder werden" helfen dem Betroffenen wenig, sondern blockieren seine Auseinandersetzung mit der Krisensituation.

Suizidankündigungen müssen immer als Hilfeschrei (Kontaktsuche) ernst genommen werden. Sie dürfen nicht bagatellisiert und ignoriert werden.

Der Sozialpsychiater Caplan (USA 1964) beschreibt eine Krise als Chance (Coping/Bewältigungsprozess).

Depression, Gesprächsführung, Kommunikation

S

Teamarbeit

- 👍 **So individuell wie die einzelnen Pflegemaßnahmen nach den Bedürfnissen des zu Pflegenden ausgerichtet sein müssen, so einheitlich muss deren Durchführung im Team erfolgen.**
- 👍 **Im Team gibt es immer unterschiedliche Meinungen, mit denen im Sinne des zu pflegenden Menschen konstruktiv (aufbauend) umzugehen ist. Die Kontrolle einer guten Teamarbeit ist Aufgabe der Pflegeleitung.**

- 👎 Ohne die Bereitschaft, einander zuzuhören und sich abzusprechen, und ohne die Achtung von Sach-, Persönlichkeits- und Beziehungsebene ist keine einheitliche Pflegeplanung und -durchführung möglich.
- 👎 Die Wertschätzung der Teamarbeit (sowohl der eigenen als auch der Leistungen der Kollegen/innen) darf nicht zu kurz kommen oder als überflüssig betrachtet werden. Eine Reflexion der Arbeit beginnt stets mit dem Positiven. Daran schließen sich dann die noch weiter zu verbessernden Aspekte an.

- 🎓 Bei Berücksichtigung der Themenzentrierten Interaktion (TZI, nach Ruth Cohn) richten sich die Beteiligten (der zu Pflegende, die Angehörigen und die Pflegekräfte) an den Bedürfnissen aller Gruppenmitglieder aus. Die TZI wird vorwiegend in der Erwachsenenbildung eingesetzt.
- 🎓 Ein professionelles Qualitätsmanagement verlangt von qualifizierten Pflegeeinrichtungen z. B. Konzepte zur Mitarbeiterführung und zur Einarbeitung neuer Mitarbeiter.

☞ Burn-Out, Gesprächsführung, Kultursensible Pflege, Kommunikation, Teamarbeit

---

✍

T

Thrombo-Embolie-Prophylaxe

- **Durch die Aktivierung der Muskel-Venen-Pumpe (bei jeder An- und Entspannung der Beinmuskulatur z. B. mittels Mobilisation wie „Radfahren im Bett", „Füße kreisen") wird der venöse Blutrückfluss gefördert.**
- **Die Pflege orientiert sich an der Virchow-Trias:**
  1. **Hypozirkulation (verlangsamter Blutstrom),**
  2. **Endothelläsion (Gefäßwandschaden),**
  3. **Hyperkoagulation (erhöhte Gerinnungsneigung).**
- **Eine entstauende Hochlagerung der Beine (ca. 15–25 cm) beugt Wasseransammlungen (Ödeme) in den Beinen vor und erleichtert den venösen Rückfluss.**

- Das von distal nach proximal (herzwärts) ausgeführte Ausstreichen der Venen ist bei Thromboseverdacht sowie bei Herzinsuffizienz oder Beinödemen kontraindiziert. Es kann damit ein Thrombus gelöst werden (Emboliegefahr).
- Bei Herzinsuffizienz, Lungenödem und arteriellen Durchblutungsstörungen ist die Hochlagerung der Beine (entstauende Lagerung) kontraindiziert, weil der erhöhte venöse Blutrückfluss das Herz zu sehr belastet und der arterielle Blutstrom erschwert ist.

Zur Einschätzung der Thrombo-Embolie-Gefährdung kann eine Mess-Skala (z. B. nach M. Frowein) verwendet werden. Wichtige Indikationen dabei sind Gefäßerkrankungen, Immobilität, Adipositas, Schwangerschaft und Operationen)

Kompressionsverband, Medizinische Thromboseprophylaxe-Strümpfe (MTS)

Finden Sie die Pflegefehler in diesem Suchbild:

Abb. 9 Thrombo-Embolie-Prophylaxe

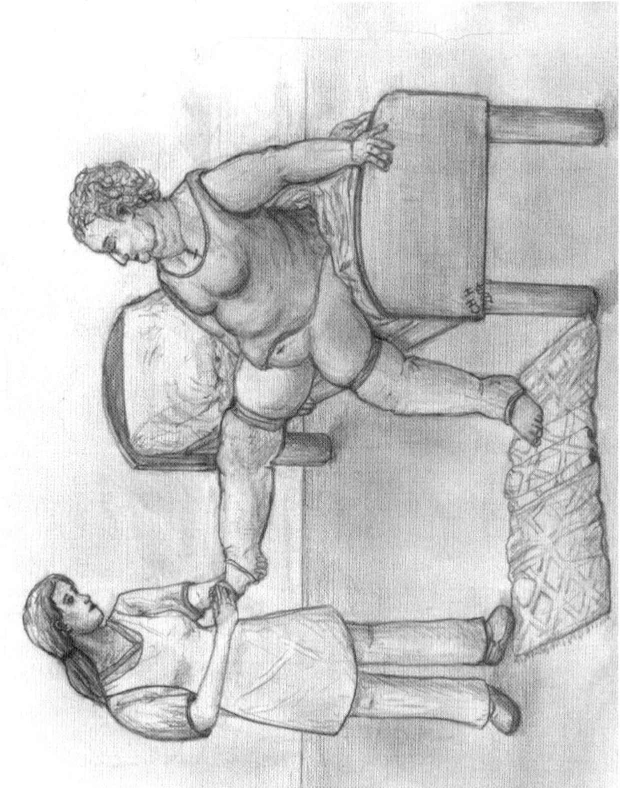

Tracheostomapflege

Die Pflege erfolgt mit feuchtem Waschlappen ohne Seife. Steriler Verbandwechsel (je nach Bedarf) mehrmals am Tag mit Schlitzkompresse. Nach jeder Manipulation am Stoma sind die Hände zu desinfizieren.*

Es soll eine kleinere Ersatzkanüle bereitliegen, die bei einer akuten Aspiration eingesetzt werden kann. Bei Langzeit-Tracheostoma mit Ausbildung eines Stichkanals muss die Kanüle nicht steril sein. Eine Desinfektion reicht aus.* Beschädigte Kanülen sind zu ersetzen, weil sie zu Schleimhautirritationen, erhöhter Schleimproduktion und Dyspnoe (Atemnot) führen.

Zum Reinigen oder Abpolstern dürfen keine Watte- oder Gazetupfer verwendet werden, weil sich Flusen lösen, die das Stoma verunreinigen, Hustenreiz sowie Aspiration verursachen können.

Beim Duschen und Baden darf kein Wasser in das Stoma gelangen (nur im Sitzen baden). Wenn Wasser oder Schaum in die Trachea gelangt ist, muss sofort abgesaugt werden.

Bei der Rasur muss aufgepasst werden, dass keine abgeschnittenen Bartstoppeln in das Stoma gelangen.

Die Trachealkanüle darf nicht locker (Auswandern der Kanüle) und nicht zu eng sitzen (Druckstellen). Zwischen Hals und Band sollte ein fingerbreiter Raum sein.

Absaugen, Aspirationsprophylaxe, Wundversorgung

---

* Empfehlungen zur Prävention von postoperativen Wundinfektionen. Kommission für Krankenhaushygiene und Infektionsprävention am Robert Koch-Institut, Berlin.

Transfusionen überwachen

- **Blut und Blutprodukte müssen über einen eigenen venösen Zugang transfundiert werden, damit sie sich nicht mit anderen Infusionsflüssigkeiten mischen. Es sind Infusionssysteme mit bestimmter Porengröße zu verwenden.***
- **Der Gebrauch eines Infusionssystems für mehrere Blutkomponenten derselben Art ist innerhalb von sechs Stunden zulässig.***
- **Nach Blutapplikation ist eine Spülung des Systems mit steriler 0,9%-NaCL-Lösung erforderlich.***

- Verwechslungen der Blutgruppe können zu schweren Unverträglichkeiten führen: Schmerzen in Sakralbereich, Hitzewallungen, hohes Fieber mit Schüttelfrost sowie Schocksymptomatik (beschleunigter Puls, niedriger Blutdruck), Herzrhythmusstörungen und Nierenversagen. Jeder Zwischenfall ist sofort dem Arzt zu melden.
- Auch leichte Transfusionsreaktionen dürfen nicht übersehen, fehlinterpretiert oder ignoriert werden. Kopfschmerzen, Übelkeit, Erbrechen, Schwindel, Fieber, und Juckreiz sind sofort dem Arzt mitzuteilen (Unverträglichkeit).

Zur Vermeidung von Verwechslungen führt der Arzt zusätzlich zu den gesetzlich vorgeschriebenen Kreuzproben unmittelbar vor der Transfusion den Bedside-Test (am Bett) zur Kontrolle der Agglutinationsbereitschaft (Verklumpung) der Blutgruppe des Empfängers durch.

T

---

* Anforderungen der Krankenhaushygiene bei Infusionstherapie und Katheterisierung von Gefäßen (Bundesgesundheitsblatt 11/2002)

Übergabe

- **Die Übergabe soll z. B. im täglichen Wechsel von den beteiligten Pflegekräften geleitet werden. Das fördert das Verantwortungsgefühl und die Teamarbeit.**
- **Vorher wird festgelegt, welche Pflegeperson während der Übergabezeit die zu Pflegenden weiter versorgt.**
- **Eine Übergabe im Beisein des zu Pflegenden (Pflegevisite) ist ein gutes Instrument zur Verbesserung der Kommunikation und der Pflegeplanung.**
- **Die Übergabe soll themenzentriert und zügig ablaufen (die Dauer ist je nach Anzahl und Pflegeintensität der zu Pflegenden verschieden).**

- Auch wenn das Pflegeteam knapp besetzt ist, darf zur Wahrung der Pflegekontinuität nicht auf die Übergabe verzichtet werden. Die Inhalte des Übergabegesprächs sind wichtig für die optimale Pflege.
- Private Gespräche und persönliche Meinungen stören die sachliche Übergabe und dürfen daher erst anschließend geführt werden. Einwände, Nachfragen und Ergänzungen der Teilnehmer sind möglich, so lange es sich um Feststellungen und Beobachtungen handelt.

Aufgrund des Vernetzungspostulats (Forderung nach Verknüpfung aller relevanten Informationen) in computerunterstützten Pflegeplanungen kann kurz vor Dienstende z. B. ein detailliertes Übergabeprotokoll ausgedruckt werden.

☞ Dokumentation, Kommunikation, Schweigepflicht, Pflegeevaluation, Pflegevisite

---

✍

U

Unterzuckerung

Während sich eine Überzuckerung (Hyperglykämie) langsam über Stunden bis Tage entwickelt, kann eine Unterzuckerung (Hypoglykämie) innerhalb weniger Minuten oder Stunden auftreten. Bewusstseinseintrübung liegt in beiden Fällen vor. Typische Anzeichen für eine Unterzuckerung (< 45 mg/dl):

- **Unruhe, Verwirrtheit,**
- **feines Zittern der Extremitäten,**
- **Schweißausbruch (kalte Haut).**

Bei unklarer Bewusstseinstrübung eines Diabetikers wird ihm bei fehlender Möglichkeit zur Blutzuckerkontrolle auf Verdacht Traubenzucker angeboten. Bei Hypoglykämie bildet sich die Bewusstseinstrübung rasch zurück. Bei Hyperglykämie wird die geringe Traubenzuckermenge den Wert nur wenig erhöhen.

Die Bewusstseinseintrübung darf nicht als Überzuckerung oder Müdigkeit fehlinterpretiert werden. Zur Sicherheit ist vor der Insulininjektion der Blutzucker zu bestimmen und der Arzt zu informieren.

Unbehandelt kann eine Unterzuckerung neben der zunehmenden Bewusstseinsminderung zu Kreislaufversagen bis zu Schocksymptomen führen, die unbehandelt tödlich enden können (unterlassene Hilfeleistung).

Bei Hypoglykämie wirkt unter einer Acarbose-Therapie (Glucobay®) nur Traubenzucker (Monosaccharide). Haushaltszucker (Disacccharide) wird nicht resorbiert.

Blutzuckerkontrolle, Dokumentation, Injektionen

U

Validation

Durch Wertschätzung und Anerkennung der Person sowie Annehmen und Respektieren von Emotionen in der individuellen Situation des zu Pflegenden gelingt insbesondere bei demenziell Erkrankten eine wesentlich bessere Kommunikation.

Validiertes Arbeiten erfordert eine hohe Bereitschaft zur Empathie und Akzeptanz der unter Umständen unverständlichen Zustände eines Kranken.

Es soll nicht über den Menschen, sondern mit ihm gesprochen werden. Im Beisein des zu Pflegenden kann er Gespräche anderer über sich selbst als Bevormundung empfinden und sich wertlos fühlen.

Wird ein verwirrter Mensch durch das Pflegepersonal ständig korrigiert und mit der Realität konfrontiert, kann sich die Verwirrung verstärken und zur Bedrohung werden. Die Pflegekraft soll auf die Ängste des zu Pflegenden eingehen und dann die Aufmerksamkeit des Kranken auf etwas anderes lenken, damit der zu Pflegende ruhiger und kooperativer wird.

Naomi Feil definiert „Validation" als Methode für den Umgang mit dementen oder verwirrten, alten Menschen.
Ziele der Validation sind:

- Akzeptanz der Lebensumstände des zu Pflegenden,
- Individuelle Gefühle ansprechen und bestätigen lassen,
- Akzeptanz und Anerkennung von Person und Gefühlen,
- Ursachen von Gefühlen ergründen und den Menschen darin unterstützen, seine Würde zu erhalten.

☞ Desorientierungsprophylaxe, Kommunikation

✍

V

Versorgung Verstorbener

- **Wie in verschiedenen Religionen und Kulturen üblich, ist es sinnvoll, dass die Verstorbenen durch ihnen nahestehende Personen versorgt werden, soweit diese das wünschen bzw. die/der Verstorbene es sich gewünscht hat.**
- **Bräuche im Umgang mit Verstorbenen sind kulturell unterschiedlich und müssen besprochen und beachtet werden (z. B. Verwendung eines Rosenkranzes, Waschung, Totenwache).**

- Zu enges Anlegen von Binden (insbesondere bei der „Kinnbinde") kann zu Druckstellen im Gesicht des Verstorbenen führen, die sich nach Eintritt der Leichenstarre nicht zurückbilden (besser ist eine spezielle Kinnstütze oder ein zusammengerolltes Handtuch).
- Angehörigen und Freunden darf (soweit es sich der Verstorbenen gewünscht hat) der Zutritt nicht verwehrt werden. Der persönliche Abschied (so schmerzlich er auch ist) kann viel zur Bewältigung der Trauerarbeit beitragen. Wird diese unterdrückt und blockiert, kann dies zu chronischen Depressionen führen.
- Das Badezimmer, das Arztzimmer oder der Flur (evtl. mit aufgestellter Trennwand) sind ungeeignete Orte zur Versorgung und Aufbahrung verstorbener Menschen. In sämtlichen Kulturen ist dazu ein für sie und ihre Angehörigen und Freunde würdiger Platz vorgesehen.

---

§ § 168 StGB ahndet die Störung der Totenruhe.

☞ Angehörigenarbeit, Depressionen, Nahtod-Erfahrungen, Schweigepflicht

---

✍

V

Finden Sie die Pflegefehler in diesem Suchbild:

Abb. 10 Versorgung Verstorbener

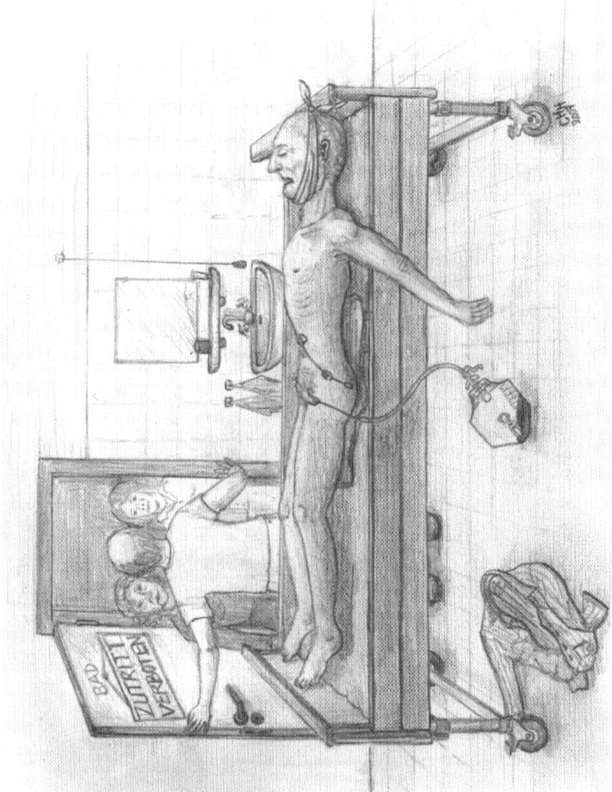

Verwirrtheitszustände

👍 **Hauptursachen von akuter Verwirrtheit (vorwiegend bei alten Menschen) können Flüssigkeitsmangel und Bettlägerigkeit sein.**

👍 **Es ist wichtig, Kontinuität (einen gewohnten Tagesablauf) herzustellen:**

- **die Zimmer- und Wohnungseinrichtung möglichst unverändert lassen,**
- **deutlich strukturierter Tagesablauf (feste Zeiten),**
- **feste Bezugspersonen (Pflegepersonal, Angehörige),**
- **biografieorientierte Pflege und Beschäftigung,**
- **kein ständiges Korrigieren bei falschen Aussagen.**

👎 Bereits kleinste Veränderungen in den gewohnten Handlungen und in der Tagesstruktur können die Verwirrtheit verstärken.

👎 Die Komplexität der Ursachen einer Verwirrtheit darf nicht dazu führen, eine gründliche Analyse und Beobachtung zu unterlassen und somit entscheidende Ursachen zu übersehen. Deutlich zu unterscheiden sind daher:

a) Akute Verwirrtheit infolge von:
   - Veränderungen im sozialen Umfeld (z. B. Tod des Ehepartners, Umzug, Heimaufnahme),
   - niedrigem Blutdruck, Unterzuckerung,
   - Dehydratation, Fieber, Medikamenten, Alkohol.

b) Chronische Verwirrtheit infolge von:
   - Hirndurchblutungsstörungen,
   - seniler Demenz vom Alzheimertyp,
   - Stoffwechselstörungen.

☞ Dehydratations-, Desorientierungsprophylaxe, Realitätsorientiertes Training, Validation

---

✍

Wundversorgung (Wundinfektionsprophylaxe)

Zur professionellen Wundbeobachtung und Wundbeschreibung gehören neben Ort, Art, Ausmaß, Farbe und Sekretion die Entzündungszeichen:

- **Rötung (Rubor),**
- **Schwellung (Tumor),**
- **Schmerzen (Dolor),**
- **Überwärmung (Calor),**
- **Funktionsverlust (Functio laesa).**

sowie Fort- oder Rückschritte bzw. eine Stagnation beim Wundverlauf. Begründete Zweifel an der ärztlich verordneten Versorgung sind dem Team mitzuteilen.

Für Verbände gibt es grundsätzlich drei Arten von Bindentouren, die entsprechend ihrer Vor- und Nachteile kombiniert werden können:

a) zirkuläre Bindentouren (zur Befestigung),
b) Achterbindentouren (stabilisierend),
c) spiralförmige Bindentouren (1/3-Überlappung, die lockerer sitzt und leichter verrutschen kann).

Die Wundreinigung erfolgt immer vom Ort der niedrigen zum Ort der höheren Keimbesiedlung. Um eine Keimausbreitung zu reduzieren, sind die korrekten Wischrichtungen einzuhalten:

- **keimfreie, aseptische Wunde von innen nach außen,**
- **infizierte, septische Wunde von außen nach innen.**

Grundsatz: „Aseptische vor septischen Verbänden!"

Die Wunde darf nicht mit unsterilen Händen berührt werden; die Verpackung steriler Materialien ist korrekt zu öffnen (nicht aufreißen). Nach der Non-Touch-Methode werden die sterilen Materialien steril angefasst (mit sterilen Handschuhen oder Pinzetten).

Salben oder Pasten können nur schwer wieder entfernt werden. Das führt zu starken Wundmanipulationen und zur Störung der Zellneubildung. Enzymhaltige Salben greifen die

Wundränder an und können Allergien verursachen. Das Ausduschen von Wunden mit lauwarmem Leitungswasser ist grundsätzlich nur mit Filter erlaubt (Infektionsgefahr).

Eine Fotodokumentation ist sinnvoll, aber lediglich ein zusätzliches Instrument und kann die manuelle oder elektronische Dokumentation nicht ersetzen.

Das Wundmanagement muss die Wundversorgung an die Heilungsphase anpassen. Ab der Granulationsphase kann eine Reinigung mit zelltoxischen Jodpräparaten die Zellneubildung (Wundheilung) stören. Die Wundheilungsphasen lauten: Reinigungs-, Granulations- und Epithelisierungsphase. Die Phasen können gleichzeitig (jeweils an bestimmten Stellen einer Wunde) verlaufen. Das erfordert ausgebildete Wundmanager/Wundexperten.

---

§ Die Medizinproduktebetreiberverordnung (MPBetreibV) schreibt im § 4 vor, Produkte zur Wundversorgung nach einem validierten Verfahren wieder steril aufzubereiten.

§ Das Verwenden und Vertreiben selbst hergestellter Produkte wie Honigverband oder Bettlakenläppchen ist strafbar (§ 2 MPBetreibV).

Ein Wunddokumentationssystem ist die Basis für die einheitliche Wundversorgung und sichert den Informationsfluss im Team. Das ermöglicht eine koordinierte Therapie und Überleitung und gibt haftungsrechtliche Sicherheit.

Dekubitusprophylaxe, Entlassung (Pflegeüberleitung), Kompressionsverband, Tracheostomapflege

---

Finden Sie die Pflegefehler in diesem Suchbild:

Abb. 11 Wundversorgung

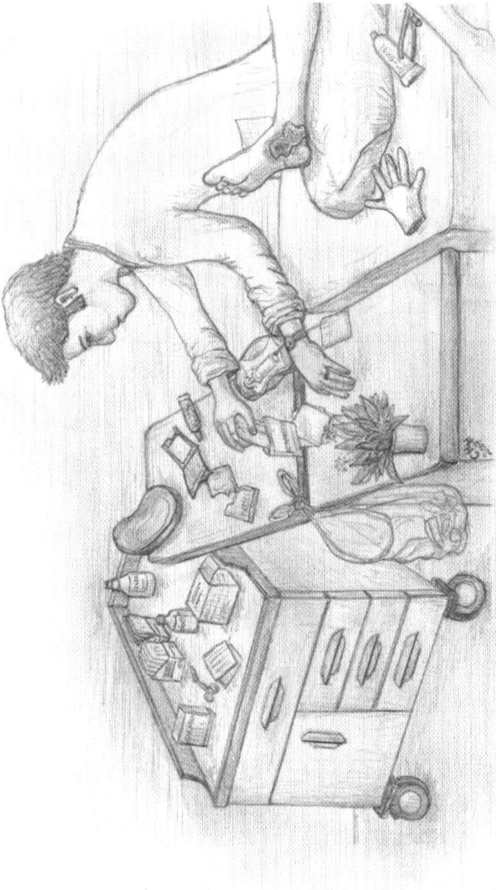

Zahnpflege

- **Die Zahnpflege erfolgt ca. 2–3 Minuten lang nach der Reihenfolge der „KAI-Methode“: Kauflächen, Außenseite, Innenseite jeweils rechts und links von hinten nach vorne mit fluoridhaltiger Zahncreme.**
- **Zu den allgemeinen Zahnpflegemaßnahmen zählen mindestens zwei Zahnarztbesuche jährlich mit einer professionellen Mundreinigung (evtl. ambulant).**
- **Wichtig ist, den Empfehlungen des Zahnarztes zu folgen. Dieser kann z. B. festlegen, dass bei Zähneknirschen oder Aspirationsgefahr vorübergehend die untere bzw. beide Prothesen nachts herausgenommen werden.**
- **Vor dem Einsetzen von Zahnprothesen wird der Mund gründlich ausgespült. Salbeitee kann dabei die Widerstandsfähigkeit der Mundschleimhaut fördern.**

- Nachts werden Zahnprothesen (nach Rücksprache mit dem Zahnarzt) nicht herausgenommen, weil sich im Alter der Kiefer schnell verändern kann (Zahnfleischrückgang). Darum werden sie bei sicherem Sitz, nachdem sie morgens und abends gereinigt wurden, auch nachts getragen.
- Wenn Verformungen des Kiefers nicht mit Haftpulver und -creme ausgeglichen werden, kommt es oft zu Druckstellen. Dann ist dringend ein Zahnarzttermin erforderlich.

---

§ Grobe Fahrlässigkeit mit Beschädigung der Zahnprothese kann bei einem nachweislich fehlenden Wasserspiegel während der Prothesenreinigung über dem Waschbecken haftungsrechtlich relevant sein.

☞ Mundpflege

✍

Zentralen Venenzugang überwachen

- **Zentrale Venenkatheter können wie bei angeschlossenen Portnadel (vollständig implantierte Systeme) mittels wasserdampfdurchlässigem Transparentverband oder einem Gazeverband verbunden werden.**
- **Die Verbände sollen täglich inspiziert und bei Gazeverbänden die Einstichstelle vorsichtig palpatiert (getastet) werden. Bei Druckschmerz und unklarem Fieber ist der Gazeverband zu entfernen und die Einstichstelle zu kontrollieren.**
- **Bei Verschmutzung, Durchfeuchtung, Ablösung oder Infektionsverdacht ist ein sofortiger Verbandwechsel erforderlich. Bei sichtbarer Entzündung an der Eintrittstelle bzw. bei Tunnelinfektion ist die sofortige Entfernung des Katheters und ggf. eine Neuanlage an einer anderen Stelle erforderlich.**
- **Die Bestimmung des Zentralen Venendrucks (ZVD, Normwert ca. 2–12 cm Wassersäule) erfolgt nach dem „Prinzip der kommunizierenden Röhren" mit einem speziellen Messsystem.**

- Perfusorspritzen dürfen nicht wieder befüllt werden (Kontaminationsgefahr).
- Hydrokolloidverbände sind als Verbände ungeeignet, weil sie Sekret aufsaugen und nicht transparent sind (erschwerte Inspektion). Salben führen bei Transparentverbänden oft zu Schmiereffekt und zum Ablösen.
- Während der Bestimmung des ZVD darf es nicht zur zusätzlichen unerwünschten Infusion (Bolusgabe) von konzentrierten Arzneien kommen (Überdosis). Der Messschlauch des ZVD-Sets wird freigehalten bzw. mit NaCL 0,9% befüllt.

☞ Infusionen vorbereiten und überwachen

✍

Z

Zimmergestaltung

- **Der zu Pflegende soll von seinem Bett aus durch das Fenster und zur Tür blicken können. Die Zimmergestaltung soll ihm das Gefühl von Geborgenheit und Zuversicht vermitteln.**
- **Langzeitpatienten und -bewohner sollen ihr Zimmer möglichst individuell selbst (mit-)gestalten. Erinnerungsstücke sind besonders zu berücksichtigen.**
- **In Einrichtungen der Altenhilfe ist eine territoriale Aufstellung der Betten (jeder Bewohner hat seinen Bereich) optimal, während in Krankenhäusern häufig die Betten in Klinikaufstellung stehen und von beiden Seiten zugänglich sind.**

- Ein zu kleines Zimmer (16 m^2 oder weniger) kann die emotionalen Schwierigkeiten des Umzugs in die Pflegeeinrichtung verschlimmern.
- Nicht behindertengerechte und/oder nicht fußbodenebene Nasszellen können in den Lebensaktivitäten „Ausscheiden", „Sich bewegen" und „Für Sicherheit sorgen" zu Pflegeproblemen (Abhängigkeit, Sturzgefahr) führen.

---

§ Zur Verbesserung der individuellen Wohnverhältnisse (Wohnraumanpassung) des zu Pflegenden können die Pflegekassen finanzielle Zuschüsse gewähren (Pflegeversicherungsgesetz § 40 Abs. 4).

Die Lebensaktivität „Raum und Zeit gestalten" beinhaltet unter anderem die Wohnsituation des zu Pflegenden.

☞ Desorientierungsprophylaxe, Entlassung, Intimsphäre wahren, Realitätsorientierung, Validation

---

✍

Z

Zystitisprophylaxe

👍 **Zur Vorbeugung erfolgt neben einer ausreichenden Flüssigkeitszufuhr sowie der Intimpflege eine gute Beobachtung auf Dysurie (erschwertes, schmerzhaftes Wasserlassen), Pollakisurie (häufiges Wasserlassen bei gleicher Tagesmenge), Hämaturie (Blut im Urin) und konzentrierten Urin.**

👎 Bei der Intimpflege darf nicht in Richtung der Harnröhrenöffnung, sondern von der Symphyse (Schambeinfuge) in Richtung Anus gereinigt werden (Gefahr der Keimverschleppung).

👎 Transurethrale Blasenverweilkatheter bergen die Gefahr, dass beim Katheterisieren bzw. beim liegenden Katheter Keime durch Hochwandern am Katheter (Innen-/Außenwand) in den Harnweg gelangen (aufsteigende Infektion).

👎 Bei fehlender (rechtzeitiger) Entleerung des Urinbeutels kann es zum Harnrückstau (Kontamination der Rückflusssperre) kommen. Das Ableitungssystem darf nicht abgeknickt sein und ist mindestens 14-tägig hygienisch zu wechseln.

👎 Ablauffangbeutel und -ventil müssen unter Blasenniveau (nicht auf den Boden) hängen. Das Diskonnektieren des Systems ist zu vermeiden (Infektionsgefahr). Zur Nacht wird daher am Beinbeutel ein weiterer Beutel angebracht.

---

§ Nach ärztlicher Anordnung kann zur Erreger-Resistenzbestimmung ein Urinstatus durchgeführt werden.

§ Die Kommission für Krankenhaushygiene und Infektionsprävention (Robert Koch-Institut) empfiehlt zur Katheterpflege die tägliche „Reinigung des Genitales mit Wasser und Seifenlotion ohne Zusatz antiseptischer Substanzen."

☞ Dehydratationsprophylaxe, Inkontinenzpflege

✍

Z

Lösungen zu den Suchbildern*

Abb. 1 (Seite 25): Augenpflege

- Die Augen werden nicht von außen nach innen, sondern (falsch) von innen nach außen gewaschen.
- Der zu Pflegende wird zeitgleich von mehreren Pflegepersonen gewaschen. Er kann sich deshalb schlecht auf die Pflege konzentrieren und spürt Zeitdruck.
- Mangelnde Beobachtung und mangelnder Vertrauensaufbau zu dem zu Pflegenden: Die Pflegekräfte blicken sich interessiert an, anstatt den zu Pflegenden zu beobachten und mit ihm Blickkontakt zu halten (auch wenn der Kranke die Augen geschlossen hat).
- Missachtung der Intimsphäre des zu Pflegenden. Während der Augenpflege wird der zu Pflegende völlig entblößt. Stattdessen sollten nur die Bereiche aufgedeckt werden, die gerade gewaschen werden. Die anderen Bereiche werden angekleidet oder mit einem Handtuch abgedeckt.

Abb. 2 (Seite 36): Blutdruckkontrolle

- Aufgrund des ungeeichten (zuletzt 1998) Manometers können falsche Blutdruckwerte ermittelt werden.
- Das Anlegen der Blutdruckmanschette über der Kleidung führt zu unkorrekten Blutdruckwerten.
- Das Unterlassen der Radialispulskontrolle (palpatorisch) führt dazu, dass die Manschette zu voll aufgepumpt wird (unnötiger schmerzhafter Druck und unsichere Messung).
- Die Blutdruckkontrolle erfolgt ungünstigerweise bei einer stehenden Person. Der Blutdruck wird korrekt immer an einer sitzenden oder liegenden Person gemessen, wobei sich der Arm (an dem die Manschette angelegt wird) in Herzhöhe befinden soll. Dazu wird der Arm locker auf die Bettdecke oder (im Sitzen) auf einen Tisch gelegt.

Abb. 3 (Seite 55): Fixiergurt anlegen

- Das Pflegebett ist nicht richtig festgestellt (Sturzgefahr aufgrund gelöster Rollenbremse).
- Bei Verwendung eines Bauchfixiergurts sieht das Bundesinstitut für Arzneimittel und Medizinprodukte durchgehende (lückenlose) Bettgitter vor. Lückenhafte Bettseitenteile können beim Herausfallen/-steigen des Patienten zur Strangulation führen.
- Es besteht Strangulationsgefahr aufgrund nicht korrekt befestigter bzw. angenähter Rückhaltegurte (jeweils rechts und links) am Bauchfixier- sowie am Bettgurt.
- Der Bettgurt wurde zu locker am Bettgestell befestigt und birgt außerdem die Gefahr, dass er (in den Thorax- und Halsbereich der zu Pflegenden) verrutschen und zur Strangulation führen kann.
- Der Bauchgurt wurde zu locker angelegt. Die Regel „maximal eine flache Hand zwischen Bauch und Gurt" wurde missachtet.

Abb. 4 (Seite 65): Händedesinfektion

- Der Hebel des Desinfektionsmittelspenders soll nicht mit der Hand, sondern ohne Handberührung (mit dem Ellbogen) betätigt werden. Die Kontamination des Hebels erhöht die Gefahr von Schmierinfektionen.
- Bei Tätigkeiten, die eine hygienische Händedesinfektion erfordern, dürfen an Händen und Unterarmen keine Schmuckstücke getragen werden. Das Armband sowie der Ring müssen aus hygienischer sowie aus arbeitsmedizinischer Sicht (zum Fremd- und Selbstschutz) abgelegt werden.

Abb. 5 (Seite 73): Injektion (subkutan/intramuskulär)

- Das Wiederaufsetzen der Kanülenkappe (Recapping) ist aus arbeitsmedizinischen Gründen verboten, weil es dabei zu gefährlichen Stichverletzungen mit erhöhter Infektionsgefahr (z. B. Hepatitis B) kommen kann.
- Fehlende Einmalhandschuhe zum Fremd- und Eigenschutz: Bei jeder Injektionsart (z. B. subkutan und intramuskulär)

sind Einmalhandschuhe zu tragen (vgl. z. B. die Hygieneverordnung des Landes NRW § 2 Abs. 1).

- Bei Tätigkeiten, die eine Verletzung der Haut des zu Pflegenden (Punktion) sowie eine hygienische Händedesinfektion der Pflegeperson erfordern, dürfen sich an Händen und Unterarmen keine Schmuckstücke befinden. Die Armbanduhr sowie der Ring dürfen aus hygienischer sowie aus arbeitsmedizinischer Sicht (zum Fremd- und Eigenschutz) nicht getragen werden.

Abb. 6 (Seite 86): Kompressionsverband

- Die Pflegeperson hälft die Binde falsch herum und kann sie nicht anmodellieren. Stattdessen zieht sie fälschlicherweise an der Binde und verursacht Abschnürungen.
- Die Pflegeperson hält keinen Blickkontakt zu dem zu Pflegenden, sondern dreht ihr/ihm den Rücken zu (erschwert das erforderliche vertraute Verhältnis zwischen der Pflegeperson und dem zu Pflegenden).
- So genannte „Fenster" (besonders an der rechten Ferse sichtbar) führen zu Ödembildungen und Abschnürungen mit erhöhter Thrombo-Embolie-Gefahr.
- Die Vorfüße schauen zu weit heraus. Der Verband wurde nicht hoch genug angelegt (nur bis zur Mitte der Oberschenkel). Der Verband ist wie eine „Kornähre" durchgehend in Achtertouren angelegt worden (erhöhte Gefahr von Abschnürungen). Es ist besser, die Achtertouren mit zirkulären und spiralförmigen Touren zu kombinieren.

Abb. 7 (Seite 89): Künstliche enterale Ernährung

- Die Fließgeschwindigkeit der Sondenkost (350 ml pro Stunde) ist zu hoch. Normalerweise soll die Sondenkost (je nach ärztlicher Anordnung) nicht schneller als etwa 100 bis 250 ml pro Stunde einlaufen.
- Es besteht erhöhte Aspirationsgefahr, weil der zu Pflegende zu flach gelagert wurde. Während und bis etwa 30 Minuten nach der enteralen Ernährung soll der zu Pflegende in Oberkörperhochlagerung (etwa 30–45 Grad) liegen, damit er nicht aspiriert. Wenn das Kopfteil nicht höhenverstellbar ist, kön-

nen mehrere Kissen unter den Kopf des zu Pflegenden gelegt werden.

Abb. 8 (Seite 94): Medikamente richten

- Es wurden Medikamente ohne Verpackung äußerst unsystematisch zwischendeponiert. Die Arzneimittel sollen jedoch direkt der Verpackung entnommen werden.
- Der Pflegeperson fehlt (laut Namensschild: Zivildienstleistender) die erforderliche Qualifikation zum Richten der Medikamente. Der „Zivi" trägt die Durchführungsverantwortung zusammen mit der zuständigen (delegierenden) examinierten Pflegefachkraft.
- Die Pflegeperson wird beim Richten der Medikamente abgelenkt (Radio, Telefongespräch, Kaffeetasse) und kann sich nicht ausreichend auf die „R"-Regeln konzentrieren (ungestörter Raum). Aufgrund der unsystematischen Arbeitsweise und der mangelnden Sorgfalt kann es zu Medikamentenfehlern kommen.
- Das Stellen der Medikamente erfolgt sehr unsicher und unhygienisch. Der verwirrte Bewohner könnte z. B. während des Telefonats versehentlich Tabletten einnehmen. Blumen und Lebensmittel gehören aus hygienischen Gründen nicht in die Nähe der Medikamente. Dem zu Pflegenden wird mit dem Anblick der vielen Arzneimittel der Appetit verdorben. Außerdem bekommt er den Zeitdruck der Pflegeperson zu spüren.
- Die Pflegeperson arbeitet nicht rückenschonend. Zum Richten der Medikamente kann sie an einer höheren Arbeitsplatte arbeiten oder sich erst in Ruhe an einen Tisch setzen.

Abb. 9 (Seite 124): Thrombo-Embolie-Prophylaxe

- Es findet keine entstauende Lagerung statt: Die Medizinischen Thrombo-Embolie-Strümpfe werden an herabhängenden und ödematösen Beinen im Sitzen angezogen; die Strümpfe sind zu kurz und zu eng. Es können Abschnürungen entstehen (erhöhte Thrombo-Emboliegefahr).
- Es besteht erhöhte Sturzgefahr für die zu pflegende Person, weil sie ihr linkes Bein auf einem rutschigen Läufer platziert hat und keine rutschsicheren Hausschuhe bereitstehen. Die zu

pflegende Person wird nicht aktiviert (sie könnte trainieren, sich mittels eines Strumpfanziehers die Strümpfe selbstständig anzuziehen).

- 👎 Die Pflegeperson missachtet die Wahrung der Intimsphäre der zu pflegenden Person, weil sie nicht dafür gesorgt hat, dass ihr Intimbereich zumindest mit einem Tuch abgedeckt ist.

Abb. 10 (Seite 131): Versorgung Verstorbener

- 👎 Der respektlose Umgang mit Verstorbenen und deren Angehörigen und Freunden zeichnet sich in der Missachtung der Intimsphäre aus. Der Leichnam liegt unnötigerweise völlig entblößt in einem Badezimmer. Die Angehörigen des Verstorbenen werden nicht integriert, sondern mit einem „Zutritt Verboten"-Schild abgewiesen und mitten in ihrer Trauer mit diesem unwürdigen Anblick des Verstorbenen allein gelassen.
- 👎 Der Kinnverband zur Erreichung des Mundverschlusses wurde falsch angelegt. Er kann zu Druckstellen führen, die sich nach Eintritt der Leichenstarre nicht zurückbilden. Die Kopftieflagerung des Verstorbenen kann eine bläuliche Gesichtsverfärbung zur Folge haben.
- 👎 Schmutzwäsche und Urinauffangbeutel liegen auf dem Boden. Der Harnblasenverweilkatheter sowie die Magensonde (PEG) wurden nicht entfernt.

Abb. 11 (Seite 135): Wundversorgung

- 👎 Der unsterile Verbandwechsel bei einem Ulcus cruris venosum erfolgt unhygienisch ohne Berücksichtigung der vorgeschriebenen Non-Touch-Regel (Arbeiten ohne hygienische Einmalhandschuhe, mit kontaminierten Tubenöffnungen, Ring und Armbanduhr, im Bett liegendem Sterilgut und Schutzhandschuhen, unsteril geöffneten (aufgerissenen) Verpackungen sowie Blumen in der Nähe von Wunden und auf dem (vermeintlich) sterilen Arbeitsfeld).
- 👎 Der Abwurf ist ungünstig platziert (es soll nichts über die sterile Arbeitsfläche geführt werden). Die Ärmel des Pflegers rutschen zu weit hinunter und berühren sterile Materialien.

Der Pfleger arbeitet ohne Blickkontakt zum zu Pflegenden und schafft sich keine systematische sterile Arbeitsfläche.

- 👎 Die Wunde berührt das untergelegte Kissen (Infektionsgefahr). Es fehlt ein hygienisches Verbandtuch als sichere Unterlage. Die Nierenschale ist auf der äußersten Ecke des Nachttischs schlecht platziert und droht herunter zu fallen. Der sterile Verbandwagen darf nicht mit in das Zimmer zu einer septischen Wunde genommen werden (Kontaminationsgefahr).
- 👎 Die Pflegeperson arbeitet von der falschen Seite (erschwerte Wundbeobachtung und -reinigung).

* Die Abbildungen wurden von Christian Horstmann gezeichnet.

Literaturverzeichnis

Berufsgenossenschaft für Gesundheitsdienst und Wohlfahrtspflege, Hamburg, BGR 250/TRBA 250, Biologische Arbeitsstoffe im Gesundheitswesen und in der Wohlfahrtspflege (2005).

Biopsychografisches Pflegemodell: http://www.thema-altenpflege.de/pinwand/boehm.htm

Bremer-Roth, F., Henke, F. (2005/2006): Altenpflege, Band 1 und 2, In guten Händen. Berlin: Cornelsen

Brüggemann, J. et al. (2004): Qualität in der ambulanten und stationären Pflege. 1. Bericht des Medizinischen Dienstes der Spitzenverbände der Krankenkassen (MDS) nach § 118 Abs. 4 SGB XI, Essen

Bundesgesundgesundheitsblatt Gesundheitsforschung/Gesundheitsschutz (1999): Empfehlungen zur Prävention und Kontrolle Katheterassoziierter Harnwegsinfektionen. Mitteilung der Kommission für Krankenhaushygiene und Infektionsprävention am Robert Koch-Institut, Berlin

Bundesgesundgesundheitsblatt Gesundheitsforschung/Gesundheitsschutz (2002): Anforderungen der Krankenhaushygiene bei Infusionstherapie und Katheterisierung von Gefäßen: Mitteilung der Kommission für Krankenhaushygiene und Infektionsprävention am Robert Koch-Institut, Berlin

Deutsches Netzwerk für Qualitätsentwicklung in der Pflege (2000/2004): Expertenstandard Dekubitusprophylaxe in der Pflege, Osnabrück

Deutsches Netzwerk für Qualitätsentwicklung in der Pflege (2004): Expertenstandard Entlassungsmanagement, Osnabrück

Deutsches Netzwerk für Qualitätsentwicklung in der Pflege (2005): Expertenstandard Schmerzmanagement bei akuten oder tumorbedingten chronischen Schmerzen, Osnabrück

Deutsches Netzwerk für Qualitätsentwicklung in der Pflege (2006): Expertenstandard Sturzprophylaxe in der Pflege, Osnabrück

Deutsches Netzwerk für Qualitätsentwicklung in der Pflege (2007): Expertenstandard Kontinenzförderung, Osnabrück
Henke, F. (2006): Erste Hilfe. Lebensrettende Sofortmaßnahmen. Stuttgart: Kohlhammer
Henke, F. (2006): Fixierungen in der Pflege. Stuttgart: Kohlhammer
Henke, F. (2006): Pflegeplanung nach dem Pflegeprozess, 3. Aufl. Stuttgart: Kohlhammer
Horstmann, C. (2006): Quo vademus – Eine qualitative Studie zur Erforschung der Nahtod-Erfahrungen, unveröffentlichte Diplomarbeit, FH Bielefeld
Horstmann, C. (6/2007): Patienten mit Nahtoderfahrung benötigen besondere Zuwendung. In: Pflegen Ambulant, Melsungen: Bibliomed
Internationale Richtlinien zur Reanimation (Stand 01.01.2007): www.drk.de/erstehilfe/richtlinien.htm
Kober, P.: Invasive Maßnahmen in Altenpflegeheimen. Harndrainage, Stomata, Infusion, chronische Wunden, PEG-VW, Inhalation: Weiterbildung APH, Güstrow, 22.03.2007: http://www.lagus.mv-regierung.de
Kohn, L. T. /Corrigan, J.M./Donaldson, M.S. (1999): To Error is Human. Washington D.C: National Academy Press
Kuratorium Deutsche Altershilfe, Pro Alter (04/2003): Kopiervorlage „Bewegungsplan", Köln
Pschyrembel W. (2002): Klinisches Wörterbuch, 259. Aufl. Berlin: de Gryter
Rechtsurteile in der Pflege: http://www.haftung-pflegeheime.de
Robert Koch-Institut (Hrsg.) (2004): Richtlinie für Krankenhaushygiene und Infektionsprävention. München: Elsevier
Richtlinien der Spitzenverbände der Pflegekassen zur Begutachtung von Pflegebedürftigkeit nach dem XI. Buch des Sozialgesetzbuches (Begutachtungsrichtlinie – Bri) vom 21.03.1997 in der Fassung vom 22.08.2001 und 11.05.2006
Stellungnahme zur Norton-/Bradenskala: http://www.mds-ev.org/mds_im_profil/index.html
Kellnhauser, E. et al. (Hrsg.) (2004): Thiemes Pflege. Professionalität erleben. 10. Aufl. Stuttgart
Zimbardo. P.G. (2003): Psychologie. 7. Aufl. Berlin/Heidelberg: Springer

Stichwortverzeichnis

A

B

C

D

E

F

S

T

U

V

W

Z

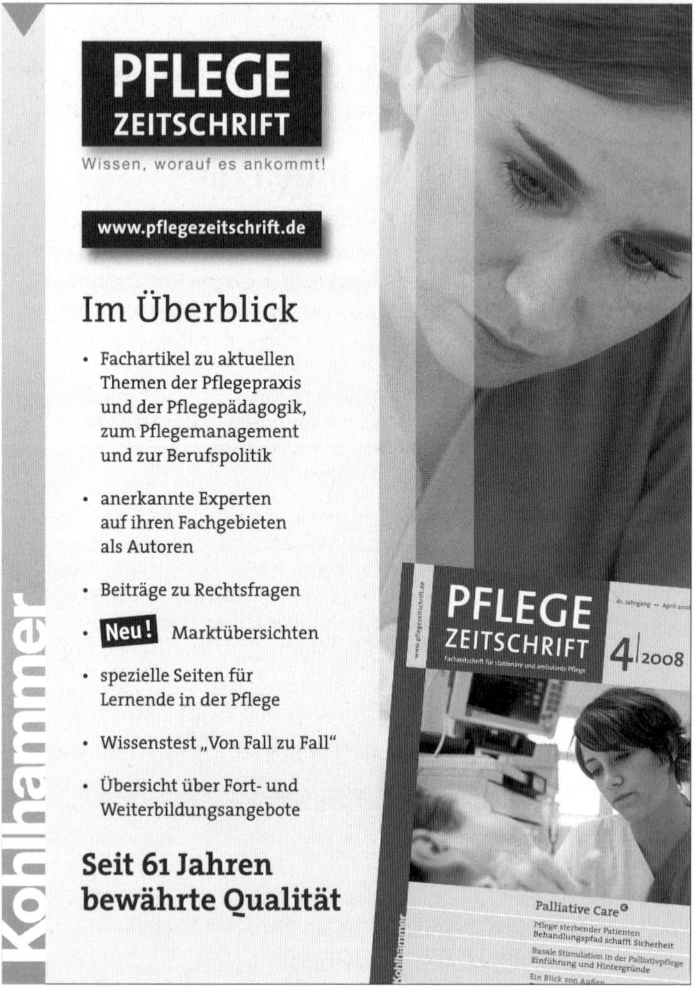

PFLEGE
ZEITSCHRIFT
Wissen, worauf es ankommt!
www.pflegezeitschrift.de
Im Überblick
• Fachartikel zu aktuellen Themen der Pflegepraxis und der Pflegepädagogik, zum Pflegemanagement und zur Berufspolitik
• anerkannte Experten auf ihren Fachgebieten als Autoren
• Beiträge zu Rechtsfragen
• Neu! Marktübersichten
• spezielle Seiten für Lernende in der Pflege
• Wissenstest „Von Fall zu Fall"
• Übersicht über Fort- und Weiterbildungsangebote
Seit 61 Jahren bewährte Qualität
Kohlhammer
PFLEGE
ZEITSCHRIFT
4/2008
Palliative Care
Pflege sterbender Patienten
Behandlungspfad schafft Sicherheit
Basale Stimulation in der Palliativpflege
Einführung und Hintergründe
Kohlhammer